ÉTUDE

SUR L'INFECTION PUERPÉRALE

ÉTUDE

L'INFECTION PUERPÉRALE

LA PHLEGMATIA ALBA DOLENS

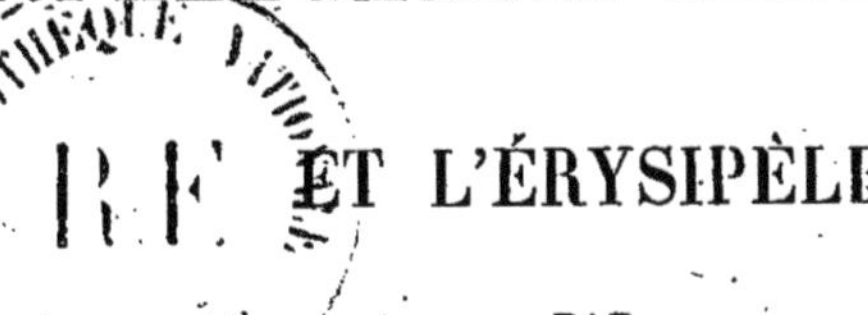

ET L'ÉRYSIPÈLE

PAR

Le Docteur Fernand WIDAL

INTERNE MÉDAILLE D'OR DES HÔPITAUX
MONITEUR DES TRAVAUX PRATIQUES D'ANATOMIE PATHOLOGIQUE A LA FACULTÉ
LAURÉAT DE L'INSTITUT (PRIX BRÉANT) ET DE LA FACULTÉ (PRIX JEUNESSE)
MEMBRE DE LA SOCIÉTÉ ANATOMIQUE

PARIS

G. STEINHEIL, ÉDITEUR

2, rue Casimir-Delavigne, 2

1889

Je dédie ce travail à mes maîtres les professeurs BOUCHARD

DIEULAFOY, CORNIL, BROUARDEL, GUYON

Je le dédie encore à mes amis et initiateurs,

les docteurs DREYFUS-BRISAC, CHANTEMESSE, VARNIER et ROUX

CONSIDÉRATIONS GÉNÉRALES

On n'observe plus de nos jours ces épidémies d'infection puerpérale qui désolaient, il y a quelques années, nos services hospitaliers. Des cas isolés se rencontrent encore, mais ils restent pour ainsi dire sporadiques, grâce à l'antisepsie qui empêche leur contagion.

Nous avons pu suivre un certain nombre de ces cas, soit dans les services où nous avons eu l'honneur d'être interne, soit dans ceux que nos collègues nous ont obligeamment ouverts. C'est sur les faits observés par nous, sur les résultats des autopsies que nous avons pratiquées et sur les expériences que nous avons faites dans le laboratoire de notre maître, M. le professeur Cornil, que s'appuieront les conclusions de ce travail.

De l'étude détaillée des accidents infectieux aigus ou chroniques d'origine puerpérale, qui se sont présentés à notre observation, se dégage cet enseignement : qu'un micro-organisme banal, répandu partout, le *streptococcus pyogenes*, suffit à lui seul à produire les formes cliniques diverses et les lésions anatomiques les plus variées de l'infection puerpérale *à porte d'entrée utérine*. Nous établirons que ce streptocoque est la cause des formes avec suppuration, des formes pseudo-membraneuses, des formes septicémiques sans lésion appréciable à l'œil nu, qu'il est cause encore de la phlegmatia alba dolens.

Nous rappellerons les rapports que la clinique a dès longtemps indiqués entre l'érysipèle et l'infection puerpérale, et nous espérons apporter par l'expérimentation des preuves de leur analogie.

Si maintenant l'on considère que le streptococcus pyogenes est encore l'agent de la pyohémie chirurgicale ou des infections purulentes secondaires à certaines maladies médicales, telles que la scarlatine ou la diphtérie, on voit quelle est l'étendue de son rôle en pathologie.

Le progrès dans la pathologie des maladies infectieuses ne consiste pas seulement à trouver toujours des microbes nouveaux; il réside aussi dans l'utilisation de découvertes déjà acquises et sûrement établies, pour élucider les points de pathogénie encore en litige. Aussi, dans le présent travail, nous sommes-nous attaché à présenter, en même temps qu'une étude des accidents puerpéraux, un essai de simplification nosographique.

Dire qu'un même organisme microscopique produit les états pathologiques si variés que nous avons énumérés, n'est pas énoncer un fait contraire à la notion de *spécificité*. La clinique nous a, de tous temps, enseigné qu'une maladie spécifique pouvait, suivant les épidémies, revêtir des aspects bien différents. La fièvre typhoïde n'est pas toujours semblable à elle-même; personne cependant ne nie sa spécificité, non plus que celle de la scarlatine. Et pourtant, quelle différence entre la fièvre rouge de Sydenham, si bénigne qu'il lui refusait le nom de maladie, et cette scarlatine décrite par Morton à quelques années de distance, si maligne qu'elle faisait plus de ravages que n'en avaient causés toutes les épidémies pestilentielles du moyen âge.

Une maladie infectieuse change ainsi d'aspect sans perdre

sa spécificité. Ses différentes formes ont toujours un « *air de
famille* » qui les font diagnostiquer par le clinicien ; son
microbe, en modifiant sa virulence, conserve toujours certains caractères qui le font reconnaître par l'expérimenta-
teur.

Une modification dans la virulence du microbe pathogène,
telle est la cause qui détermine en effet, pour une grande
part, la variété des formes d'une même maladie. La virulence
n'est que la fonction du microbe, c'est son aptitude à se développer dans un être vivant. Cette aptitude n'est pas une qualité
permanente ; le micro-organisme peut la perdre ou l'acquérir. De même que le micrococcus prodigiosus ou le micrococcus pyocyaneus peuvent être privés de leurs fonctions
chromogènes, de même le streptococcus pyogenes peut être
dépouillé de ses fonctions pathogènes.

Cette perte de la virulence se produit par degrés, et à ces
degrés divers correspondent des formes plus ou moins variables de la maladie. Le streptococcus pyogenes perd rapidement ses qualités pathogènes dans les cultures exposées à
l'air ; il les conserve, au contraire, pendant un temps très
long, s'il est tenu à l'abri de l'oxygène. Nous avons gardé
ainsi, M. Roux et moi, pendant une année, dans des tubes
exactement remplis et fermés à la lampe, du sang d'un lapin
mort de septicémie généralisée après l'inoculation du streptocoque. Au bout de ce temps, un peu de sang conservé et
semé dans du bouillon a donné une culture du micro-organisme douée de toute sa virulence primitive. On peut aussi,
lorsque les cultures commencent à s'atténuer, relever leur
virulence en les inoculant à forte dose dans les veines d'un
lapin ; l'animal, qui aurait résisté à des quantités plus faibles,
finit par succomber, et l'on trouve dans son sang un strepto-

coque dont l'activité pathogène est exaltée. Nous avons donc pu, à volonté, conserver ou exalter la virulence du microbe qui nous occupe.

L'intérêt de ces expériences est de préciser quelques-unes des conditions qui font varier la virulence, conditions que l'observation médicale si compliquée ne peut pas toujours saisir. Des virulences nouvelles peuvent se créer, à notre insu, dans la nature, et l'on conçoit que le streptocoque, végétant en dehors de l'organisme, à des températures diffé-rentes, à l'abri de l'air ou à son contact, dans tel milieu ou dans tel autre, puisse acquérir des propriétés pathogènes variables et déterminer des effets différents lorsqu'il pénètre l'économie. On conçoit également que le passage successif de ce même micro-organisme dans le milieu humain, puisse transformer sa virulence et lui permettre de donner naissance à ces types morbides modifiés que l'on observe parfois au déclin des épidémies.

Il faut se souvenir que si, chez la femme en couches, le terrain est toujours préparé par la même cause, l'*état puerpéral*, on doit compter encore avec certaines tares personnelles, avec les conditions de la porte d'entrée, toutes causes exerçant aussi leur influence sur la physionomie de la maladie. Ces causes peuvent expliquer certains cas particuliers, telle l'infection facile et rapide qui suit parfois les accouchements laborieux, compliqués de grands traumatismes utérins ; mais elles ne donnent pas la raison de ces formes spéciales de l'infection qui revêtent en général l'aspect épidémique, et dont les caractères sont si dissemblables qu'elles ont ont été prises souvent pour des maladies différentes.

HISTORIQUE

Les accidents fébriles consécutifs aux accouchements ont été signalés dès l'origine de la médecine. Les théories n'ont jamais manqué pour les expliquer. Un fait pourtant domine leur histoire, c'est que, de tout temps, on a incriminé le défaut d'élimination d'un principe délétère auquel on supposait une action malfaisante, par suite de son introduction dans l'économie. Les opinions ont varié sur la nature de ce principe.

Pendant plus de deux mille ans, les médecins de l'antiquité et du moyen âge accusèrent la suppression des lochies, et se firent ainsi l'écho de la doctrine hippocratique.

Sous l'impulsion de Puzos (1), à la fin du xviie siècle, une autre théorie prit faveur, séduisante par sa simplicité : la théorie de la métastase laiteuse. Tous les accidents chez les femmes en couches étaient dus au défaut de sécrétion du lait qui se répandait dans toutes les parties du corps. Le lait fut sans cesse mis en cause ; il y eut des *lochies laiteuses*, des *péritonites laiteuses*, des *fièvres de lait malignes* et, comme dit M. Raymond (2), il ne fallut rien moins que la puissante autorité de Bichat pour détruire cette doctrine dont les racines étaient si profondes que, de nos jours, on la trouve encore en honneur dans nos classes populaires.

La théorie anatomique prit naissance seulement à la fin du siècle dernier. On plaça tout d'abord le siège de la maladie dans le péritoine. On considéra la péritonite comme la lésion

(1) Puzos. — *Premiers mémoires sur les dépôts laiteux.*

2) Raymond. — *De la puerpéralité*. Thèse d'agrégation, 1880.

primitive de la fièvre puerpérale, et les diverses altérations observées sur les autres organes furent regardées comme complications de l'inflammation de la séreuse abdominale.

Au commencement de ce siècle, en étudiant les organes avec plus d'attention, on vit les vaisseaux utérins enflammés et contenant du pus. Dance (1) plaça dans l'inflammation des veines utérines l'origine de tous les accidents puerpéraux, et cette théorie de la phlébite trouva dans Béhier (2), Courty et Hervieux d'ardents défenseurs.

Tonnelé (3) en 1830, dans un long mémoire, incrimina les lymphatiques, et la théorie de la lymphangite fut dès lors soutenue par Danyau (4), Nonat (5) et Cruveilhier (6); son histoire fut continuée par les travaux de M. J.-L. Championnière (7), de M. Siredey (8) et de ses élèves, Auger (9) et Fioupe (10).

La doctrine des localisateurs repose sur la distinction de ces lésions en lymphatiques ou phlébitiques; pour eux, autant de variétés de lésions, autant de maladies différentes. M. Siredey est, de nos jours, l'éloquent défenseur de cette doctrine. Pour l'éminent clinicien de Lariboisière, les accidents de la

(1) DANCE. — De la phlébite utérine et de la phlébite en général considérées sous le rapport de leurs causes et de leurs complications. (*Arch. de Méd.*, 1828. T. XVIII et XIX.)

(2) BÉHIER. — *Étude sur la maladie dite fièvre puerpérale.* Lettres adressées à M. le professeur Trousseau, Paris 1858.

(3) TONNELÉ. — *Arch. de médec.*, 1850.

(4) DANYAU. — *De la métrite gangréneuse.* Th. Paris, 1829.

(5) NONAT. — *Sur la métro-péritonite puerpérale compliquée de l'inflammation des vaisseaux lymphatiques de l'utérus.* Th. Paris, 1832.

(6) CRUVEILHIER. — *Anatomie pathologique.* 13ᵉ livraison, 1832.

(7) J.-L. CHAMPIONNIÈRE. — *Lymphatiques utérins et lymphangite utérine.* Th. Paris, 1870.

(8) SIREDEY. — *La fièvre puerpérale n'existe pas.* — *Ann. de Gynéc.*, 1875.

(9) AUGER. — *De la lymphadénite péri-utérine.* Th. Paris, 1876.

(10) FIOUPE. — *De la lymphangite et de la phlébite utérines.* Th. Paris, 1876.

puerpéralité se ramènent à des altérations nettes et définies des vaisseaux utérins, à des lymphangites ou à des phlébites de nature parasitaire, auxquelles se rattachent constamment deux types cliniques distincts ou associés.

Un fait frappe dans l'histoire de l'infection puerpérale : le temps qu'il a fallu pour reconnaître son caractère épidémique et contagieux. La première épidémie fut signalée au XVIIe siècle ; ce fut celle de Leipzig en 1652, au dire d'Ozanam. Depuis lors, chaque épidémie a trouvé son historien, et presque toujours furent incriminées de causes banales telles que la constitution atmosphérique, les vents, la température, etc.

Quant à l'idée de contagion, aujourd'hui si évidente qu'elle s'impose à tous les esprits, elle a été formulée pour la première fois il y a quarante ans à peine. Il est vrai de dire que dès 1849, Semmelweis (1), alors chef de clinique d'accouchement à Vienne, proclama la contagiosité des accidents puerpéraux et indiqua du premier coup les moyens prophylactiques à prendre, avec une précision telle que l'antisepsie moderne n'a rien eu à ajouter aux règles posées par lui. En Angleterre, on devint dès lors timidement contagionniste, mais en France, on resta réfractaire. Aussi, en 1857, se fit-il grand bruit autour de la thèse de M. Tarnier, alors interne de la Maternité, qui soutenait la contagiosité de la fièvre puerpérale et sa propagation non seulement aux femmes en couches, mais encore aux femmes ou aux jeunes filles pendant l'écoulement menstruel, et jusqu'aux enfants nouveau-nés.

Ces idées nouvelles provoquèrent la célèbre discussion qui, en 1858, occupa pendant plus de quatre mois les séances

---

(1) SEMMELWEIS. — Étiologie et prophylaxie de la fièvre puerpérale. (*Arch. génér. de Médec.* 5e série, T. XIX.)

de l'Académie. On prononça d'éloquents discours, on émit
des hypothèses plus ou moins vraisemblables, mais la question, loin d'être élucidée, devint plus obscure que jamais. Seul
Trousseau entrevit complètement la vérité, et eut la concep-
tion vraie de l'infection puerpérale telle que les recherches
microbiologiques sont venues l'affirmer à trente ans de distance.

Il combattit les essentialistes qui prétendaient à une modification générale de l'organisme préexistant à toute altération locale. Il combattit les localisateurs qui voyaient dans
la phlébite et l'angioleucite l'essence même et la cause de la
maladie. Il osa parler d'un ferment inconnu, montra l'infection se faisant par la plaie, affirma l'analogie des accidents
infectieux puerpéraux et celle des accidents infectieux chi-
rurgicaux.

« Pourquoi, disait-il (1), cette pyrexie terrible que l'on
« appelle la fièvre pyogénique, la fièvre des blessés, la fièvre
« puerpérale? C'est que quelque chose de spécifique s'est
« ajouté à la plaie placentaire, à la plaie chirurgicale.

« La maladie qu'on appelle fièvre puerpérale est une ma-
« ladie spécifique, mais cette maladie spécifique n'est pas
« propre aux femmes en couches, elle peut atteindre les
« femmes qui ne sont pas accouchées, le fœtus, le nouveau-
« né, les blessés, tous les hommes enfin. »

Vers cette époque, la contagion fut soutenue avec ardeur
par l'école de Strasbourg, et quatre ans plus tard, Sieffer-
mann, élève de Stoltz, n'hésitait pas à affirmer dans sa thèse
inaugurale, en 1862, que la cause de l'infection puerpérale

(1) TROUSSEAU. — *Bulletin de l'Académie de médecine*, 1858.

était un germe, un ferment de nature encore inconnue. Ce
germe pathogène de l'infection puerpérale fut bientôt recher-
ché par quelques expérimentateurs s'inspirant de méthodes
pastoriennes qui venaient de naître. On le chercha d'abord
uniquement dans les lochies. Mayerhofer (1863, 1864, 1865)
trouva, le premier, des micro-organismes sur la nature desquels il n'a pas laissé de détails bien précis (1). Rokitansky
(1864) rencontra des microbes dans le liquide lochial, aussi
bien chez les femmes apyrétiques que chez les fébricitantes (2).
De ses expériences il ne put tirer de conclusions, car les
lochies des femmes saines, aussi bien que celles des femmes
malades, provoquaient des abcès par leur inoculation aux
animaux. Haussmann (3), en 1870, trouvait des vibrions dans
le mucus vaginal des femmes en dehors de la grossesse. Les
travaux de ces auteurs allemands nous ont appris l'existence
de microbes dans les lochies des femmes saines ou malades
et dans leur vagin, en dehors de la puerpéralité, mais
n'ont jeté aucun éclaircissement sur la nature des germes
pathogènes de l'infection puerpérale.

Deux Français, Coze et Feltz(4),cherchant le parasite dans
le sang des femmes infectées, trouvèrent, dès 1869, des microbes en chaînettes, et essayèrent sans succès leur culture
dans l'eau sucrée. Bien que ces auteurs aient décrit des organismes de cette forme dans d'autres maladies infectieuses,
telles que la fièvre typhoïde, dont le microbe est reconnu
aujourd'hui être un bacille; bien que leurs inoculations aux
animaux aient été pratiquées avec le sang impur du cadavre,

(1) MAYERHOFER.— *Jahrb d. Ges. d. Aertze,*1863. *Wochenbl. d. Zeitschr. d. ges.
Aertze,* Wien, 1864. *Monatsschr. f. Geburstk.,* 1865.
(2) ROKITANSKY. — *Jahrb. d. Ges. wiener Aertze,* 1864.
(3) HAUSSMANN. — *Parasiten Weibl. Geschlechtsorgane.* Berlin, 1870.
(4) COZE et FELTZ. — *Gazette médicale de Strasbourg.* 1869.

nous n'en voulons pas moins retenir ce fait, qu'ils ont été les premiers à rencontrer des parasites affectant ce groupement particulier.

Les expérimentateurs qui suivirent, tels que Recklinghausen (1), Waldeyer (2), Orth (3), constatèrent également la présence d'un microbe en chaînettes, et déterminèrent des accidents infectieux chez les animaux par inoculations sous-cutanées de liquides péritonéaux.

M. Quinquaud (4), en 1872, dans sa thèse remarquable sur le puerpérisme infectieux, s'était attaché à démontrer la nature infectieuse des accidents puerpéraux, en déterminant des septicémies chez les animaux, par inoculation des lochies provenant de femmes fébricitantes.

C'est M. Pasteur qui, en 1879, devait tirer la question de l'obscurité qui l'entourait encore. Dans une série de communications faites à l'Académie de médecine, il établit la présence fréquente du microbe en chaînettes, pendant la vie ou après la mort, chez les femmes atteintes de fièvre après l'accouchement. Il fut le premier à isoler, à cultiver ce microbe, à en donner les caractères et à montrer le rôle principal joué par lui dans les accidents infectieux d'origine puerpérale. Les travaux de M. Pasteur ouvrirent une ère nouvelle dans l'histoire de l'infection puerpérale et devaient être le point de départ des recherches qui suivirent.

L'année suivante (1880) Doléris publia une thèse qui eut

---

(1) RECKLINGHAUSEN. —*Centralbl. f. med. Wissensch.* 1871.

(2) WALDEYER. — *Archiv. f. Gynækologie*, Bd. 3.

(3) ORTH. — *Virchow's Archiv.* Bd. 58.

(4) QUINQUAUD. — *Essai sur le puerpérisme infectieux chez la femme et le nouveau-né.* Th. Paris, 1872.

en France un grand retentissement. L'honneur lui restera toujours d'avoir puissamment contribué à vulgariser chez nous la théorie parasitaire en apportant, à l'appui de son opinion, le résultat de recherches nombreuses. Il découvrit quatre espèces d'organismes dans l'infection puerpérale : un microbe en chaînettes, un autre en doubles points, un autre encore en points simples, enfin une bactérie septique. A chaque espèce microbienne différente, Doléris attribue la faculté de déterminer une forme spéciale de la maladie : c'est ainsi que la chaînette produisait la pyohémie lente ; le diplocoque, les suppurations rapides ; la bactérie, la septicémie foudroyante évoluant sans suppuration ou avec fort peu de pus. Les recherches ultérieures n'ont pas confirmé cette classification de Doléris. D'autre part il est démontré aujourd'hui que la chaînette, le point double et le point simple ne sont autres que les formes différentes d'un même organisme aux diverses périodes de son développement. Il est juste d'ajouter qu'à l'époque où Doléris publia ses travaux, l'erreur était inévitable, tant étaient restreints les procédés de coloration, de culture et d'isolement employés en microbiologie.

Ce fut pour réagir contre la thèse soutenue par Doléris que M. Chauveau (1) en 1882, dans une communication faite à la Société des sciences médicales de Lyon, et M. Arloing (2), dans une note adressée à l'Académie des sciences en 1884, rapportèrent le résultat de leurs expériences. Ayant retiré des humeurs de femmes mortes d'infection puerpérale, le

---

(1) CHAUVEAU. — Sur la septicémie puerpérale expérimentale. — Extrait du procès-verbal de la Société des sciences médicales. *Lyon-Méd.*, 1882, p. 272.

(2) ARLOING. — *Bullet. de l'Ac. des Sciences*, 1884.

stréptocoque déjà isolé et cultivé par **M**. Pasteur, ils l'ont inoculé à des lapins et ont déterminé ainsi des septicémies expérimentales variant avec le procédé de culture mis en usage. Ces septicémies expérimentales, ils les ont comparées aux différentes formes de l'infection puerpérale chez la femme, et de cette comparaison ils ont cru pouvoir conclure que les formes de la septicémie puerpérale reconnaissent un seul agent qui, suivant son activité, produit l'une ou l'autre ; mais si le microbe est unique, comme disait **M**. Arloing, il n'est pas prouvé qu'il soit spécial à la puerpéralité.

Il nous a semblé que l'identité devait être démontrée par des recherches microbiologiques minutieuses, entreprises sur des femmes présentant les différentes formes de l'infection puerpérale. C'est cette méthode que nous avons suivie, en nous appuyant sur l'examen histologique et microbiologique que nous croyons avoir été le premier à pratiquer sur des femmes mortes de septicémie sans lésion et sans suppuration, ou d'infection à forme pseudo-membraneuse (1).

En ces dernières années quelques auteurs ont vu, par exception, des organismes différents du microbe en chaînette chez les femmes mortes d'infection puerpérale.

Cushing (2), A. Frankel (3), Nœggerath (4) et Brieger (5) sont du nombre. Nous-même avons deux fois rencontré une

---

(1) *Bulletin de l'Académie de Médecine,* séance du 29 Mai 1888. (Note présentée par **M**. Cornil, en notre nom.)

(2) Cushing. — *Boston med. and surg. journ.,* 1885; Kf. *Jahresber. v. B. Baumgarten,* 1886.

(3) A. Frankel. — *Deutsch. med. Woschenschr.* 1884. Nr. 14.

(4) Nœggerath. — *Amer. journ. of obstetr.,* 1886, Ref. *Centralbl. f. Gynæk.,* 1889.

(5) Brieger. — *Charité Annalen,* 1888.

bactérie pyogène. Ces cas, tout à fait rares, trouvent leur explication dans la pénétration de cet organisme par une porte d'entrée anormale ou par infection secondaire; ils ne doivent pas être compris dans la description de l'infection puerpérale classique à porte d'entrée utérine qui fera seule l'objet de cette étude.

CHAPITRE PREMIER

LA PORTE D'ENTRÉE DE L'INFECTION PUERPÉRALE

Sur seize cas d'infection puerpérale, dont nous avons pratiqué l'examen bactériologique en étudiant le pus pendant la vie ou les organes après la mort, quatorze fois nous avons retiré de nos cultures le streptococcus pyogenes et deux fois un bâtonnet à caractères particuliers. L'histoire morphologique du streptocoque se trouve résumée à la fin de ce travail. Rappelons seulement, pour la plus facile compréhension des faits qui vont suivre, que c'est un organisme en points ronds, s'unissant bout à bout pour former des chaînettes de 3, 4, 5, jusqu'à 10 ou 12 éléments, d'où le nom de streptocoque. La topographie des microbes sur les coupes provenant des organes a été étudiée par nous, suivant la nouvelle méthode de coloration de Weigert (1).

Nous avons pratiqué douze autopsies d'infection puerpérale à streptocoques, douze fois nous avons trouvé le micro-organisme dans l'utérus. La muqueuse utérine est, en effet, la porte d'entrée ordinaire de l'infection. Pendant longtemps on crut, sur la foi des essentialistes, que l'infection puerpé-

(1) Double coloration par le carmin et le violet d'aniline en solution aqueuse concentrée à chaud ; décoloration par l'huile d'aniline.

rale pouvait se transmettre par l'air extérieur à la façon d'autres maladies épidémiques; mais la contagion, par la main de l'accoucheur ou par des objets souillés, est aujourd'hui démontrée par des faits innombrables suivis avec toute la rigueur d'expériences d'inoculation. Il suffit d'ailleurs d'examiner l'utérus d'une femme morte peu de jours après l'accouchement, de voir cette immense cavité remplie de liquides sanieux, ces mille portes d'entrée représentées par les sinus béants, ouverts comme autant de bouches absorbantes, pour être seulement étonné que l'infection puerpérale n'ait pas été plus fréquente encore aux temps antérieurs à l'antisepsie.

Le vagin, à l'état normal, contient de nombreux organismes microcoques ou bactéries. Sur onze examens de mucus vaginal de femmes saines, une fois nous avons réussi à retirer des cultures du streptococcus pyogenes. Ce fait laisse à penser que la maladie se développe peut-être dans quelques cas par auto-infection, sans qu'il soit besoin d'en rechercher toujours la cause dans une intervention étrangère.

La cavité utérine et le liquide lochial qu'elle contient ne renferment jamais de bactéries, lorsque les suites de couches ne sont pas pathologiques. Dœderlein (1), en raclant avec un instrument stérilisé la muqueuse utérine de femmes récemment et normalement accouchées, n'a jamais trouvé de micro-organismes.

D'autre part, les expériences de MM. Straus et Sanchez Toledo (2) ont établi qu'après la parturition physiologique la

(1) DŒDERLEIN. — Untersuchungen ueber das Vorkommen von Spaltpilzen in der Lochien des Uterus und der Vagina gesunder und kranker Woechnerinnen. (*Arch. für Gynækologie.* Bd. XXXI, p. 412. 1887.)

(2) *Société de biologie*, 14 avril 1888, et *Annales de l'Institut de Pasteur.* T. II, p. 126.

paroi utérine des femelles des cobayes et des lapins ne renfermait pas non plus de microbes. Elles ont montré de plus qu'après le part on pouvait introduire dans les cornes utérines de ces animaux des quantités énormes de micro-organismes pathogènes tels que charbon, vibrion septique, staphylococcus aureus, sans provoquer la moindre infection. Nous-même avons injecté cinq fois dans la cavité utérine de lapins venant de mettre bas le streptococcus pyogenes, agent vulgaire de l'infection puerpérale chez la femme ; nos inoculations sont restées sans succès, sauf dans un cas où s'était développé un abcès local sur la paroi vaginale. M. Mathias Duval (1) a donné l'explication physiologique de cette immunité relative : elle est due à la réparation hâtive de la muqueuse utérine chez les rongeurs. Au moment de la parturition, l'épithélium est redevenu intact.

Chez la femme les conditions sont toutes différentes. Au moment de l'accouchement il y a exfoliation complète de l'épithélium de la muqueuse entraînée par la chute de la caduque, et par cette plaie véritable pénètrent les microbes pathogènes.

En cas d'infection on constate, en effet, dans la cavité utérine, des micro-organismes de genre différent qui, au milieu des caillots sanguins, des détritus de toute sorte constituant les lochies, trouvent un excellent milieu de culture pour se multiplier et exalter leur virulence. De tous ces organismes, le seul streptococcus pyogenes parvient à infiltrer les parois utérines. C'est là un fait intéressant bien mis en évidence par nos coupes microscopiques. Dans deux cas d'infection généralisée (Observations III et IV), les coupes intéres-

---

(1) MATHIAS DUVAL. — Note rapportée par MM. STRAUS et SANCHEZ TOLEDO. *Annales de l'Institut Pasteur*. T. II, p. 435.

sant la muqueuse de l'utérus nous ont montré à sa surface, du côté de la cavité, des microcoques en chaînettes en nombre très considérable, ainsi que des bâtonnets. Or, les chaînettes seules pénétraient dans le muscle utérin par les fentes lymphatiques ou les veinules, tandis que les autres organismes restaient à la surface de la muqueuse. Cette affinité du streptocoque pour le tissu utérin, sa façon de s'y infiltrer expliquent suffisamment son rôle pathogène chez la parturiente. Quand le microbe a franchi la muqueuse, il se propage dans les lymphatiques et les veinules de l'utérus; il traverse parfois cet organe sans y laisser la moindre gouttelette de pus, et va déterminer au loin des suppurations dans une articulation, dans un muscle, dans une séreuse. Le microscope seul décèle dans les vaisseaux utérins la présence des chaînettes, et montre ainsi la voie suivie par l'infection, sans qu'il soit besoin de la demander au pus. (Voy. Planches I et II.)

On a dit qu'il fallait redouter pendant la grossesse toute infection produite par le streptococcus pyogenes quelle que soit sa localisation. Cet organisme pourrait, à l'occasion de l'accouchement ou d'un avortement, se généraliser de nouveau et donner lieu à des accidents ayant tout l'aspect de l'infection puerpérale, sans que la porte d'entrée ait été l'utérus. Dœderlein (1) a signalé un cas de ce genre cette année même au congrès de gynécologie tenu à Munich.

On ne saurait généraliser cette opinion, car le contraire peut aussi s'observer. Nous avons suivi, il y a quelques mois, dans le service de notre maître, M. Dieulafoy, une femme atteinte, au cinquième mois de sa grossesse, de lymphangite

____

(1) DŒDERLEIN. — *Gesellschaft für Geburtshilf zu Leipzig.* — Sitzung vom 16 Januar 1888.

doublé des membres inférieurs, dont la cause était le streptococcus pyogenes constaté par nos cultures (Observation XIV). Elle avorta au milieu des accidents généraux les plus graves, vomissements, frissons, température à 41°. Nous redoutions de voir l'évolution se faire à la façon des accidents infectieux puerpéraux ; mais à notre grand étonnement, le troisième jour après la fausse couche, époque où éclate en général l'infection puerpérale, tous les symptômes s'apaisèrent, la fièvre tomba, et le quatrième jour, la malade, apyrétique, était en voie de guérison complète.

- Si l'anatomie pathologique nous démontre que l'utérus ne laisse passer dans ses parois que le streptococcus pyogenes, comment expliquer ces cas, qui pour être très rares n'en existent pas moins, où l'infection reconnaît pour cause un micro-organisme différent ?

Il faut se souvenir que le périnée, la vulve, le vagin contusionnés ou déchirés pendant l'accouchement, peuvent servir aussi de porte d'entrée ; les suppurations, les ulcères qui siègent à leur niveau en sont témoins. Il faut compter aussi avec la muqueuse vésicale enflammée à la suite de la compression exercée par l'utérus gravide. Si la bactérie étudiée par Clado (1), et décrite récemment par MM. Albarran et Hallé (2) comme cause de l'infection urineuse, végète dans l'urine d'une semblable vessie, ou ascensionne en venant du vagin par le canal de l'urètre, elle donnera naissance à l'infection urineuse, qui restera méconnue sous le masque de l'infection puerpérale.

(1) CLADO. — *Étude sur une bactérie septique de la vessie.* Th. Paris, 1886.
(2) ALBARRAN et HALLÉ. — Note sur une bactérie pyogène et sur son rôle dans l'infection urinaire. *Bulletin de l'Académie de Médecine,* 21 Août 1888.

Rappelons, à ce propos, que dans les deux cas où nous n'avons pas constaté, dans nos autopsies, le streptococcus, nous avons trouvé à sa place un bâtonnet. Cette bactérie, que nous avons contrôlée avec notre ami Albarran, présentait tous les caractères de l'organisme trouvé par lui dans l'infection urineuse.

En résumé : 1º L'infection puerpérale commune est produite par le streptococcus pyogenes, pénétrant au niveau de la muqueuse utérine ulcérée. Cette porte d'entrée, et la propagation du micro-organisme par les vaisseaux de l'utérus, nous expliqueront diverses localisations de cette infection.

2º La muqueuse utérine agit à la façon d'un filtre qui laisse seulement passer le streptococcus pyogenes, à l'exclusion des autres microbes contenus anormalement dans la cavité de la matrice.

CHAPITRE II

FORME AVEC SUPPURATION

C'est la plus fréquente, si bien que certains auteurs semblent douter que le pus puisse faire défaut au cours de l'infection puerpérale.

Nous verrons ce qu'il faut penser de cette opinion.

Nous avons isolé le streptococcus pyogenes dans neuf cas de suppuration à localisations très diverses. Cet organisme peut déterminer, chez la nouvelle accouchée, les formes les plus variées de suppuration : celles localisées dans l'utérus ou le tissu cellulaire qui l'entoure, celles localisées dans le péritoine, celles encore généralisées à toute l'économie et causant ainsi la pyohémie. De l'étude méthodique de nos observations, nous essaierons de tirer quelques considérations touchant la pathogénie de ces suppurations.

Forme avec suppuration localisée dans l'utérus ou le tissu cellulaire péri-utérin

Souvent le pus reste localisé à l'utérus ou au tissu cellulaire qui l'entoure, au-dessous du péritoine, qui semble lui opposer une barrière infranchissable. Les phlegmons du

ligament large, de la fosse iliaque, de la région rétro-pubienne,
sont des exemples de ces suppurations locales. Toutes, d'a-
près M. Siredey, ressortiraient de la lymphangite utérine, qui
s'étendrait aux ganglions de la cavité pelvienne, de sorte que
le nom d'adéno-phlegmon conviendrait à toutes ces formes
d'inflammation. Ces suppurations peuvent passer à l'état
chronique, mais en général leur guérison est la règle. Il
est des cas cependant où la mort peut survenir rapidement.

Nous avons pratiqué l'autopsie d'une femme morte dans
ces conditions (Observation I), et l'étude histologique et
microbiologique que nous avons faite de ses humeurs et de
ses organes, prête à quelques considérations intéressantes
sur la pathogénie et l'évolution de ces formes localisées.

Cette malade, prise de frisson et de fièvre au lendemain
de son accouchement, mourut au onzième jour, après persistance des symptômes généraux les plus graves. A l'autopsie,
on trouva une suppuration localisée autour de l'utérus, dans
le ligament large du côté droit, insuffisante pour expliquer
cette mort rapide. La raison en fut donnée par l'examen
minutieux des organes. Des ensemencements faits avec le
pus, le sang du cœur ou des fragments de poumon, de foie,
de rate et de rein donnèrent, dans presque tous les tubes, des
cultures pures de streptocoques. Sur les coupes du foie, on
voyait les chaînettes remplir certaines veines sus-hépatiques
thrombosées et les tapisser sur toute leur surface interne.
Autour de ces veines rayonnaient les microbes dans les
capillaires voisins.

Les coupes de la rate montraient également des vaisseaux
gorgés de streptocoques ou des amas infiltrés entre les cellules
de Malpighi. Quelques chaînettes rares apparaissaient de

même au milieu du détritus granuleux des cellules des tubuli contorti du rein tombés en dégénérescence.

Dans le poumon se dessinaient des streptocoques au milieu des globules rouges de certains capillaires alvéolaires; quelques autres microbes étaient répandus entre les globules rouges, les globules blancs et les cellules épithéliales desquamées au centre des cavités alvéolaires.

Ces constations microbiologiques nous permettaient de dire que ce qui avait tué cette femme, ce n'était pas la suppuration limitée au tissu cellulaire péri-utérin, mais bien l'invasion de toute son économie par les micro-organismes. Le foie était en dégénérescence graisseuse, le rein en dégénérescence granuleuse; le poumon était atteint de pneumonie épithéliale. Les différents organes étaient ainsi devenus insuffisants, et cette femme était morte par son foie, par son rein et son poumon dont les cellules avaient été traumatisées par l'action directe de streptocoques, ou intoxiquées par leurs produits solubles.

Ce fait comporte plus d'un enseignement; il nous montre :

1o Que chez le même individu le streptococcus pyogenes peut produire des suppurations en foyer dans certains tissus, qu'il peut infiltrer en même temps certains organes et y déterminer des lésions histologiques sans faire de pus. Il n'est donc pas régulièrement pyogène;

2o Que des infections qui paraissent s'être localisées à un foyer de suppuration, sont parfois des infections généralisées à toute l'économie, comme le prouve l'examen bactériologique.

Ces conclusions sont applicables aux formes les plus bénignes et les plus passagères de l'infection puerpérale, *à la fièvre dite de lait,* se traduisant seulement par un léger frisson et une faible exaspération de la température.

Ces *petits accidents de la puerpéralité,* si on peut les appeler ainsi, pour être souvent bénins, n'en sont pas moins parfois le prélude d'infection généralisée. Ainsi s'expliquent ces phlegmatia alba dolens, ces pleurésies purulentes, ces péricardites survenant quelques jours ou quelques semaines après l'évolution d'accidents peu intenses en apparence guéris.

L'infection s'est faite alors en deux temps, et ces complications tardives sont dues à une généralisation du micro-organisme.

Nous le prouverons par des faits dans les chapitres suivants.

Péritonite suppurée

La suppuration du péritoine est si fréquente, chez la femme infectée, après l'accouchement, que Baudelocque identifiait la fièvre puerpérale avec l'inflammation de la séreuse. Pendant longtemps nombre de pathologistes, à son exemple, prirent la péritonite comme base de classification des infections puerpérales.

La suppuration péritonéale était la lésion première en date, la localisation primitive de la maladie, et les diverses suppurations observées dans les organes n'étaient que des complications de la péritonite. Cette opinion s'appuyait sur ce fait que la péritonite puerpérale s'observe parfois à l'état pur, sans trace de suppuration dans aucun autre organe, pas même dans les parois utérines.

M. Siredey, s'appuyant uniquement sur l'anatomie pathologique, avait affirmé, au contraire, que la péritonite puerpérale était toujours consécutive à une *lymphangite utérine*, et pour mieux expliquer son idée, il avait créé le mot : *Lympho-péritonite*.

Nous avons étudié un cas semblable de péritonite consécutive à une lymphangite utérine suppurée (Observation III).

Les recherches microbiologiques démontrent aujourd'hui que l'opinion de M. Siredey contenait une grande part de la vérité. Les lymphatiques utérins sont une voie banale de propagation pour le streptococcus pyogenes, qui peut les remplir sans déterminer la moindre goutte de suppuration sur son passage. Sur douze autopsies d'infection puerpérale à streptocoques, onze fois nous avons rencontré ce micro-organisme dans les lymphatiques utérins. Quand une péritonite suppurée éclate et que l'on ne trouve de pus en aucun point de l'utérus, la propagation de l'agent pathogène par les lymphatiques reste toujours à incriminer.

Cependant si les micro-organismes suivent le plus souvent le trajet des lymphatiques pour pénétrer dans le péritoine, ils prennent parfois une autre voie, et, pour nous, les trompes servent aussi à leur propagation. *La trompe* avec ses cellules mucoïdes offre un terrain propice à la fabrication du pus ; la fréquence relative des salpingites suppurées en est une preuve suffisante. Le pus peut rester enkysté dans son trajet tubulaire ; mais dans quelques cas il détermine une péritonite suppurée en se déversant dans la séreuse par le pavillon. Deux de nos observations sont démonstratives à cet égard.

Dans l'une (Observation II), qui était un bel exemple de péritonite suppurée, l'autopsie montra la muqueuse et les parois utérines vides de pus ; seule la trompe du côté droit contenait un liquide purulent dans sa cavité. Au point où cette trompe s'abouchait dans le péritoine, les fausses membranes fibrineuses déposées à la surface de la séreuse indiquaient, par leur épaisseur et leur ancienneté. que là avait débuté la péritonite.

Dans notre seconde observation (IV), c'est par la trompe du côté gauche que le pus avait encore gagné le péritoine. Quelques foyers purulents de faible dimension, creusés dans le muscle utérin au contact immédiat de la trompe malade, semblaient avoir été semés en ce point par le pus de la salpingite.

Dans ces deux cas, malgré la pénétration des lymphatiques utérins par les streptocoques, nous n'hésitons pas à considérer la salpingite comme l'origine de la péritonite. Il y avait en effet continuité directe entre le pus de la trompe et celui du péritoine. D'autre part nous savons que la présence du streptocoque dans les lymphatiques n'entraîne pas forcément l'éclosion de la péritonite.

Notre statistique le prouve : onze fois nous avons trouvé le microbe en chaînette dans les lymphatiques utérins, et nous n'avons observé que trois péritonites suppurées.

Dans ces trois cas, nous n'avons, à l'autopsie, retiré de l'exsudat péritonéal que le streptococcus pyogenes, mélangé à quelques micro-organismes étrangers. Ce fait n'a rien qui doive nous étonner, car on trouve toujours quelques heures après la mort, à la surface du péritoine, même lorsqu'il est sain, de nombreux microbes, alors que l'on n'en trouve pas dans les autres tissus du cadavre. Ces bactéries viennent de l'intestin dont elles traversent facilement les parois après la mort, l'épithélium ne leur offrant plus barrière comme pendant la vie.

La péritonite généralisée infectieuse peut rester purement

fibrineuse, sans passer à la purulence. L'observation IX nous en fournit la preuve. C'est là un cas exceptionnel. En général, en même temps que des flocons fibrineux et des fausses membranes plus ou moins épaisses enkystant les organes de la cavité abdominale, on trouve quelques litres de pus épanché dans le péritoine.

Pus et fausses membranes fibrineuses, telles sont les altérations essentielles dans la péritonite puerpérale. Elles suffisent à nous expliquer tous les symptômes et la marche de la maladie. Le pus nous rend compte des phénomènes toujours de haute gravité qui entraînent la mort à brève échéance. Répandu en quantité énorme dans une séreuse dont la surface est aussi étendue que celle du péritoine, il trouve dans les lymphatiques une voie d'absorption rapide pour ses substances toxiques, produits de secrétion des microbes.

Quant aux fausses membranes fibrineuses, en se stratifiant, elles enkystent parfois une certaine quantité de matières purulentes épanchées qu'elles isolent ainsi dans la cavité abdominale.

A l'autopsie de femmes mortes de péritonite généralisée, il n'est pas rare de trouver, comme nous l'avons constaté dans l'observation IV, du pus enkysté, soit entre deux anses intestinales agglutinées par des fausses membranes, soit à l'intérieur d'une poche pseudo-membraneuse hermétiquement close, reliée au péritoine par un faible pédicule à la façon d'un kyste. Ce sont des néo-formations fibrineuses de ce genre qui, dans certains cas malheureusement trop rares, peuvent amener la guérison de la péritonite purulente généralisée.

Il se forme de véritables cavernes abdominales encapsulées, dont le pus est plus tard rejeté à travers une fistule ouverte au niveau de l'ombilic, de l'intestin, du vagin ou de la vessie. Quoi qu'on en pense, la péritonite purulente généralisée peut guérir exceptionnellement, et il n'est pas d'année où on ne publie des cas de ce genre dans les journaux ou les sociétés obstétricales étrangères.

Une thérapeutique rationnelle doit donc avoir pour but l'immobilisation de l'intestin. Les mouvements péristaltiques sont en effet funestes à toutes les périodes de la péritonite. Au début, lorsque l'inflammation est encore localisée autour de l'utérus, ce sont eux qui vont semer les organismes pyogènes dans tous les coins de la séreuse et contribuer ainsi à la généralisation de la suppuration. Plus tard, ce sont eux encore qui empêchent la formation des adhérences dont l'action peut être bienfaisante.

C'est pour répondre à cette double indication que notre maître, M. le professeur Bouchard, dans tous les cas de péritonite généralisée, administre l'opium à haute dose (25 à 30 centigr. d'extrait thébaïque par jour), en même temps qu'il pratique l'antisepsie intestinale.

La médication opiacée est depuis longtemps préconisée contre la péritonite, et les règles de son application, en cas de pelvi-péritonite, ont été nettement formulées par MM. Siredey et Danlos dans leur article du *Dictionnaire de Médecine et de Chirurgie pratiques ;* mais à M. Bouchard revient l'honneur d'avoir imaginé une méthode qui permet de continuer impunément l'immobilisation de l'intestin pendant quinze et vingt jours. En pratiquant l'antisepsie du tube digestif avec le naphtol β, donné à la dose de 2 gr. 50 par jour, il empêche les putréfactions intestinales de se produire et évite les inconvénients d'une constipation prolongée.

Pendant l'année où nous avons eu l'honneur d'être son interne, nous avons vu traiter de la sorte deux cas de péritonite non puerpérale.

La première, survenue brusquement chez un typhique, dans la période d'état, guérit malgré les phénomènes généraux les plus graves, après six jours de cette thérapeutique. La seconde était une péritonite par perforation qui, malgré le traitement, se termina par la mort au quatrième jour de son apparition. L'autopsie fut pourtant très instructive ; on ne trouva pas de péritonite généralisée, comme c'est la règle en pareille occurrence, mais seulement une plaque de péritonite purulente avec adhérences, localisée autour de la perforation sur un espace de quinze centimètres carrés environ. L'immobilisation de l'intestin par l'opium semblait avoir enrayé dans ce cas la généralisation à toute la séreuse.

De l'étude qui précède se dégagent les enseignements suivants :

1o Si la lymphangite utérine est la voie la plus fréquemment suivie par les micro-organismes, pour se rendre de la muqueuse utérine au péritoine, elle n'est pas leur seul moyen de propagation ;

2o La péritonite puerpérale infectieuse, même généralisée, peut rester purement fibrineuse ;

3° Dans la forme fibrino-purulente, les fausses membranes fibrineuses tendent à enkyster le pus et peuvent déterminer un processus de guérison ;

4° La thérapeutique ne doit jamais se laisser désarmer, même dans ces formes les plus graves, et l'indication formelle est l'immobilisation par l'opium à haute dose, de l'intestin, dont on pratique l'antisepsie suivant la méthode de M. Bouchard (1).

(1) Rappelons que dans un certain nombre de cas de péritonite suppurée, on a eu recours à la laparotomie.

Forme pyohémique. Infection purulente puerpérale

Dans la forme pyohémique nous faisons entrer les cas où la suppuration s'est généralisée à distance de l'utérus et du péritoine, dans les parenchymes, les articulations, les muscles, le tissu cellulaire.

Association de microbes dans le pus. — L'examen microbiologique pratiqué par nous chez quatre femmes ayant succombé à cette forme de l'infection, nous a permis de déceler le microbe en chaînette dans le pus des différents foyers. Souvent nous l'avons trouvé associé à d'autres micro-organismes pyogènes, tels que l'aureus ou l'albus. Comment interpréter cette pluralité de bactéries constatées dans le pus des abcès ? Faut-il toutes les considérer comme agents pathogènes de l'infection puerpérale ? Faut-il admettre que leur combinaison est nécessaire pour déterminer la suppuration ? Pour répondre à ces questions, on ne doit pas se contenter de l'examen superficiel du pus pris au hasard dans un seul abcès ; il faut rechercher les organismes dans tous les foyers de suppuration, en distinguant ceux de date ancienne apparus depuis quelques jours, et ceux de date récente dont la formation remonte à quelques heures ou un jour. Des recherches ainsi conduites nous ont fourni, dans deux cas, des résultats intéressants.

Chez une femme morte de pyohémie au onzième jour de son infection (Observation V), nos cultures ont décelé dans le pus de l'utérus, du ligament large du côté droit et de la plèvre du côté gauche, des colonies du streptococcus pyogenes mélangé à quelques rares colonies de staphylococcus aureus et albus. La suppuration de ces organes datait de quelques jours. Le pus épanché dans l'articulation du coude du côté droit, depuis vingt-quatre heures seulement, contenait le streptococcus pyogenes à l'état de pureté. Dans un autre cas (Observation VI), la mort était survenue au douzième jour de l'infection après phlébite suppurée des veines iliaques et de la veine cave inférieure, après abcès du poumon et suppuration du tissu cellulaire de la cuisse du côté droit. A l'autopsie, pratiquée quelques heures après la mort, la sanie de la surface interne de l'utérus, le pus des parois intra-utérines et celui des abcès du poumon, donnèrent sur les cultures le streptococcus pyogenes mélangé à quelques germes impurs. Quelques gouttelettes de pus, recueillies pendant la vie dans l'abcès de la cuisse le jour même de son apparition, avaient fourni des streptocoques à l'état de pureté absolue.

Dans ces deux cas, l'examen microbiologique des coupes du foie, du rein, de la rate, du poumon, pratiqué en des points où n'existait pas de suppuration, ne montrait disséminé dans les capillaires que le streptococcus pyogenes et pas d'autre organisme.

Si dans le pus en voie de formation on constate un seul organisme à l'exclusion de tous les autres, il faut bien admettre que lui seul est l'agent de cette suppuration commençante ; si dans les tissus non suppurés on colore ce même microbe et lui seul, force est de conclure que ce microbe, le streptococcus pyogenes, est bien l'agent généralisateur de l'infection dans les cas qui nous occupent.

Les autres organismes trouvés dans les foyers de suppuration sont donc simplement surajoutés et n'ont aucune part dans la genèse du pus, ni dans celle de l'infection.

Formation des abcès à distance. — Les suppurations

généralisées de la pyohémie seraient, d'après la théorie classique, toujours consécutives à une phlébite utérine ou péri-utérine. Ce sont les fragments de caillots détachés de la paroi des veines qui, lancés de toutes parts dans le torrent circulatoire, iraient par embolies produire des suppurations à distance, dans les parenchymes, les séreuses, les articulations, le tissu cellulaire ; en un mot, pas de suppuration généralisée sans phlébite préalable.

Dans deux cas de pyohémie puerpérale, l'autopsie nous a révélé cette origine phlébitique des suppurations :

L'observation V relate l'histoire d'une femme morte au onzième jour de son infection, avec du pus dans l'utérus, le ligament large du côté droit, l'articulation du coude du même côté et la plèvre du côté gauche. Les veines utéro-ovariennes droites étaient thrombosées et remplies d'un caillot fibrino-purulent.

L'observation VI rapporte un cas de pyohémie terminé par une suppuration diffuse dans le tissu cellulaire de la cuisse droite, et par la formation d'abcès dans le poumon du même côté. La veine utéro-ovarienne du côté droit était thrombosée, et la veine iliaque du même côté était remplie de caillots purulents qui remontaient jusque dans la partie terminale de la veine cave inférieure.

Mais, contrairement à la théorie en honneur, la phlébite préalable n'est pas toujours la cause indispensable des suppurations généralisées au cours de l'infection puerpérale. Deux de nos observations le prouvent (Observations IV et VII). Dans ces deux cas, l'examen le plus attentif ne put nous faire découvrir le moindre caillot dans les veines de l'utérus ou dans celles du voisinage, et cela malgré la présence d'abcès dans le ligament large du côté gauche et dans le poumon du même côté (Observation VII), ou malgré l'existence de suppuration dans l'utérus, la trompe du côté gauche, le péritoine et le poumon du côté droit (Observation IV).

Le transport embolique de grosses ou petites parcelles de thrombus parties d'une veine enflammée, et imprégnées du pus qui les baigne, n'est donc pas la seule cause de la formation des abcès à distance. Il suffit, pour les produire, que l'agent pyogène, le streptocoque dont le foyer primitif est à l'utérus soit, sans véhicule d'aucun genre, transporté par la circulation au sein des tissus. La suppuration se produit alors suivant un processus dont nous allons suivre les différentes phases sur nos coupes histologiques.

Développement des thrombus dans les parenchymes. —

En parcourant les coupes du foie, du poumon, de la rate provenant de nos autopsies, on trouve au sein des parenchymes nombre de veines ou veinules thrombosées.

La production de ces thrombus est due à l'action des micro-organismes. Les streptocoques, charriés par le sang, s'arrêtent sur la paroi des vaisseaux et, par action de présence, frappent de dégénérescence les cellules de leur endothélium.

Au contact des cellules ainsi lésées, le sang se coagule et prête au développement d'un caillot qui, par sa structure, répond *à l'un des trois types suivants.*

1ᵉʳ type. — Le caillot oblitérant est formé par une masse de globules rouges, de quelques leucocytes et d'une petite quantité de fibrine en désintégration granuleuse. Les microbes en chaînettes sont confluents au niveau de la paroi interne de la veine et disséminés seulement au milieu des globules rouges. Ce type se retrouve au point d'origine du thrombus. (Voy. Pl. II, fig. 1.)

2ᵉ type. — La structure du caillot n'est pas changée, mais les micro-organismes pénètrent les tissus qui entourent la veine; ils rayonnent dans les capillaires environnants ou sont épars entre les globules rouges et les leucocytes extravasés par diapédèse. Cette infiltration correspond à une phase plus avancée de l'existence du caillot. (Voy. Pl. III, fig. 2.)

3ᵉ type. — Le caillot est constitué seulement par des globules rouges et quelques leucocytes. Il n'y a pas trace de micro-organismes ni dans son intérieur, ni sur les parois de la veine. Cette forme des thrombus est la plus fréquemment rencontrée; elle est due à la coagulation progressive du sang qui baigne les extrémités du caillot primitif; *ce sont des caillots simplement prolongés*, d'origine purement mécanique, qui, loin d'être pénétrés par les bactéries, opposent tout d'abord une barrière à leur invasion. Ces coagulations secondaires sont en général plus étendues que le thrombus primitif; c'est pour cette raison que cette forme de caillot est la plus fréquemment observée sur les coupes histologiques.

Formation du pus. — Dans quelques cas, la lésion n'en reste pas là, et le thrombus primitif forme abcès de la façon suivante. Les micro-organismes continuant à pulluler dans la masse du caillot, finissent par amener la destruction liquéfiante (peptonisation) des différents éléments qui le constituent, globules rouges, globules blancs, fibrine. La diapédèse des globules blancs d'un côté, la multiplication des éléments cellulaires de l'autre, déterminent une néoformation embryonnaire qui, subissant à son tour la destruction liquéfiante, constitue le pus. L'inflammation suppurative gagnant de la sorte les parois de la veine, la périphlébite succède à l'endophlébite, et l'abcès est constitué. Ainsi naissent autour de la veine sus-hépatique la plupart des abcès du foie consécutifs à l'infection puerpérale. Il semble paradoxal, à première vue, que les microbes puissent remonter le courant sanguin pour s'engager dans les veines sus-hépatiques, mais la marche rétrograde des micro-organismes s'explique suffisamment par le mauvais fonctionnement du cœur, par la congestion ou la splénisation du poumon qui amènent une stase sanguine si accusée dans le parenchyme hépatique, qu'il se fait parfois de véritables hémorragies autour des petites veinules sus-hépatiques. (Observations III, IV.)

Cette topographie particulière des abcès cantonnés au tissu péri-sus-hépatique, le tissu péri-portal restant indemne, est un fait d'observation ancienne au cours des infections purulentes.

Apoplexie pulmonaire miliaire. — Dans le parenchyme pulmonaire dont la vascularisation est toute particulière, on constate, entre l'apparition de ces thromboses et la formation de l'abcès, une lésion intermédiaire qui est le foyer apoplectique.

Les noyaux d'apoplexie pulmonaire sont, en ce cas, si petits, qu'à l'œil nu ils passent facilement inaperçus et que leur volume justifierait le nom de noyaux d'*apoplexie miliaire*. Macroscopiquement le poumon est d'un rouge noir; il est augmenté de densité, et, comme on ne perçoit pas facilement les noyaux sous le doigt, on le prendrait facilement pour un poumon simplement congestionné. Un examen attentif le montre infiltré de petites masses noires, consistantes, grosses comme une tête d'épingle ou une petite lentille. Ces masses sont apparentes surtout lorsque après durcissement à l'alcool on rafraîchit les coupes au rasoir. L'aspect du parenchyme pulmonaire est alors assez bien celui d'une dentelle de tulle, dont les grains pleins seraient représentés par les noyaux apoplectiques, et les mailles vides par les alvéoles pulmonaires. L'observation III nous paraît un bel exemple de cette lésion. C'est celle d'une femme morte de péritonite purulente, dont les poumons ne présentaient pas trace de pus, mais étaient bourrés de ces petits noyaux qu'on n'avait pas reconnus à un premier examen.

Ces noyaux d'apoplexie pulmonaire finissent parfois par suppurer. Telle était l'origine des abcès du poumon décrits dans l'observation IV. Le parenchyme était, dans ce cas, infiltré d'abcès et d'infarctus noirs non suppurés. *Ces infarctus étaient eux-mêmes consécutifs à une thrombose microbienne des artérioles pulmonaires.* Nos coupes, colorées par la méthode de Weigert, le démontrent. En cherchant au milieu des alvéoles et des vaisseaux remplis de sang qui composent l'infarctus, on finit presque toujours par trouver une artériole pulmonaire dont la tunique interne est tapissée de chaînettes qui pénètrent le caillot. On est alors en présence du thrombus primitif, cause de l'infarctus. Si le sang contenu dans les alvéoles ne renferme pas de micro-organismes, c'est qu'il ne vient pas de l'artère pulmonaire, mais bien par reflux des veines pulmonaires qui ne contenaient pas de streptocoques.

Au milieu de certains infarctus, sans doute plus avancés en âge, on voit, au contraire, des chaînettes disséminées dans les cavités ou les parois alvéolaires, parce qu'elles ont filtré à travers les parois de l'artériole. On conçoit comment ces organismes pyogènes, ainsi en contact avec des éléments figurés du sang sortis de leur voie naturelle, finissent par déterminer des suppurations. Telle est, en général, la genèse des abcès pulmonaires d'origine puerpérale.

Dans trois cas de pyohémie généralisée, terminés par la mort aux neuvième, onzième et douzième jours de la maladie

(Observations IV, V, VI), nous avons trouvé le streptococcus pyogenes non seulement dans le pus des différents foyers, mais encore dans les parenchymes qui ne montraient pas la moindre trace de purulence.

Dans ces infections généralisées, il y avait donc pullulation du micro-organisme, là même où le pus faisait défaut.

Pyohémie à forme lente

L'examen microbiologique des humeurs et des tissus d'une femme morte de suppuration généralisée à évolution lente, au vingt-septième jour de sa maladie, nous a donné des résultats différents des précédents. Dans le pus de divers foyers, abcès du poumon ou phlegmon du ligament large, nous avons isolé le streptococcus pyogenes, mais les parenchymes, examinés avec soin par la méthode des cultures ou par celle des coupes, ne décelèrent pas le moindre microbe en chaînette. *L'infection n'était déjà plus générale*, et les micro-organismes, après s'être disséminés dans toute l'économie, *s'étaient localisés* à certains foyers purulents.

Ce fait nous enseigne que les infections déterminées par le streptococcus pyogenes sont soumises aux lois qui régissent les autres maladies infectieuses. Au bout d'un certain nombre de jours, les tissus deviennent réfractaires à la multiplication du microbe qui disparaît pour rester enkysté entre les parois des abcès. L'économie a acquis à ce moment une véritable *immunité* envers le streptocoque. Si cette idée d'immunité semble peu d'accord avec ce que l'on connaît de la récidive des suppurations, il faut savoir, pour l'expliquer, que l'immunité acquise est très variable dans sa durée. Il est des immunités absolues qui durent toute la vie, il en est d'autres qui durent quelques années, quelques mois, quelques jours seulement. L'érysipèle à répétitions en est un exemple. Après quelques jours d'évolution, la plaque érysipélateuse disparaît, parce que le terrain est devenu réfractaire à la pullulation des microbes. A la période de maladie succède donc une période d'immunité dont la durée est courte, puisque l'érysipèle réapparaît souvent à très brève échéance.

Ce qui est vrai pour l'érysipèle l'est également pour l'infection puerpérale. L'immunité, dans ces cas, n'est que momentanée; la preuve en est dans ces retours d'infection qui surviennent parfois après l'ouverture naturelle d'un vieil abcès dans les tissus.

En résumé :

1º Lorsque, chez les femmes infectées, on trouve au milieu des foyers de suppuration, le streptococcus pyogenes mélangé à d'autres micro-organismes, on peut arriver, par la méthode que nous avons indiquée, à prouver que le streptocoque est le seul agent pathogène (1).

2º Contrairement à la théorie classique, les abcès à distance de la pyohémie ne reconnaissent pas toujours pour cause une phlébite utérine ou péri-utérine préalable. Des microbes charriés par le sang peuvent déterminer au loin des foyers de suppuration, sans qu'ils aient besoin de fragments de caillots comme véhicule.

3º Dans l'infection purulente chronique, les microbes, au bout d'un certain temps, restent enkystés dans le pus des

(1) Si le streptococcus pyogenes est l'agent de la pyohémie, il le doit à la propriété de diffuser facilement dans les tissus. D'autres micro-organismes, l'aureus par exemple, ont des qualités pyogènes très actives, mais ce microbe, sachant mal se propager, ne produit guère que les suppurations locales, les abcès circonscrits, l'anthrax, le furoncle, etc. Chaque organisme pyogène fait le pus à sa façon.

abcès; on ne les retrouve plus, ni dans le sang, ni dans les organes; l'infection qui était généralisée d'abord est devenue localisée. -

Pleurésie purulente d'origine puerpérale. Guérison par ponctions répétées

La pleurésie purulente se présente chez les femmes puerpérales dans des conditions très diverses.

Elle éclate souvent au cours de la forme pyohémique et passe inaperçue au milieu des autres suppurations qui l'accompagnent. Elle n'a pas, dans ce cas, d'autonomie propre, et n'offre d'intérêt ni par son évolution, ni par les indications thérapeutiques qu'elle peut fournir. (Observation V.)

Dans certaines épidémies, le pus se localise d'emblée sur la plèvre et presque uniquement sur elle, comme si le microorganisme avait acquis une affinité particulière pour la séreuse. La mort survient alors avec une rapidité foudroyante. Charrier a bien étudié cette forme dans l'épidémie de 1854 dont il a relaté l'histoire.

Il est enfin une autre variété de pleurésie purulente qui apparaît comme accident tardif, et persiste après la disparition de l'infection généralisée. Sa marche est lente et son évolution chronique. L'empyème, dans ce cas, est devenu toute la maladie; il est intéressant à plus d'un titre.

Cette année même, nous avons suivi un cas de ce genre avec notre maître, M. le professeur Dieulafoy. Le pus retiré de la plèvre a été l'objet d'examens microbiologiques et de recherches expérimentales dont on a pu tirer quelques déductions thérapeutiques.

Une femme (Observation VIII), prise trois jours après ses couches de frisson, de fièvre et plus tard de dyspnée et de point de côté, traîna dans la plèvre droite un épanchement purulent pendant deux mois et demi. Au bout de ce temps, elle entra dans le service de M. Dieulafoy, fébricitante (40º), oppressée et très amaigrie. En l'espace de trois semaines, on lui pratiqua trois ponctions de la plèvre, et la température baissa au lendemain de la troisième thoracentèse pour tomber définitivement vingt-deux jours après cette dernière opération. A cette époque, l'état général s'était déjà singulièrement amélioré, l'appétit et les forces étaient revenus, la malade avait engraissé, et des ponctions exploratrices, répétées en différents points du thorax, ne donnèrent plus issue à la moindre gouttelette de pus. Un mois après la disparition de sa fièvre, cette femme est sortie guérie, ayant engraissé d'un kilogramme par semaine, et n'ayant conservé qu'une faible déformation du thorax et une légère diminution du murmure vésiculaire à droite. Nous l'avons revue tout dernièrement encore et nous avons constaté que sa santé s'est maintenue parfaite.

Voilà donc un cas de pleurésie purulente, d'origine puerpérale et à marche chronique, guérie par simples ponctions. L'indication thérapeutique avait été tirée de l'examen microbiologique et des inoculations faites avec le pus aux animaux.

Les liquides, provenant des trois ponctions, ensemencés sur bouillon et gélose avaient donné chaque fois des cultures pures du streptococcus pyogenes. Mais deux faits nous avaient frappé surtout dans l'étude de ces liquides : la petite quantité des microbes trouvés et leur faible virulence.

Cette quantité était si minime qu'à la surface de la gélose, au milieu de la traînée purulente, il ne se développait par tubes que trois ou quatre colonies de streptocoques. En général dans ces conditions, les colonies sont, au contraire, tellement confluentes qu'elles forment une masse compacte à la surface du milieu nutritif.

La virulence du pus était si faible que deux lapins inoculés à forte dose (1 centim. cube 1/2 de pus), l'un dans le péritoine, l'autre dans le sang par la veine de l'oreille mise à nu, supportèrent parfaitement leur injection et n'ont jamais éprouvé le moindre dommage. Un troisième lapin, inoculé dans le tissu cellulaire de l'oreille, en fut quitte pour un petit abcès au point d'inoculation et pour un peu de rougeur tout à l'entour. La diminution de l'action pathogène du pus envers les animaux ne pouvait s'expliquer par la diminution parallèle du nombre des bactéries. L'expérience suivante le prouve : une culture du streptocoque dans du bouillon, faite avec du pus et vieille seulement de trois jours, injectée chez un lapin à dose de 3 c. c. dans la circulation par la veine de l'oreille, ne produisit aucun effet pathogène. Il faut donc bien admettre que ce microbe dans le pus de notre malade avait perdu de sa virulence, puisque, multiplié par une culture dans le bouillon et injecté ensuite à dose énorme, il était resté inactif. On peut comparer ce qui se passe dans la plèvre à ce qui se passe dans un bouillon de culture : le streptococcus pyogenes, en végétant dans le pus pleural, perd son activité comme il la perd dans les vieilles cultures.

Petite quantité de micro-organismes, faible virulence du pus, tels sont les éléments qui avaient guidé le pronostic et fourni les indications thérapeutiques.

Ces déductions sont assez neuves pour nécessiter quelques explications.

Jusqu'à présent, dans l'étude microbiologique du pus de l'empyème, on n'a compté qu'avec la nature du micro-organisme; il faut, suivant nous, compter aussi avec son degré de virulence. Un liquide très virulent, épanché dans la plèvre, met le malade constamment sous le coup des accidents les plus graves, déterminés par le retour d'une septicémie généralisée. Un liquide purulent devenu au contraire presque pur de tout micro-organisme (1), et ayant perdu sa virulence, met le malade dans les mêmes conditions que s'il portait dans sa plèvre un liquide séro-fibrineux. Là est l'explication de la guérison facile de certaines pleurésies purulentes par ponctions simples.

Depuis longtemps on publie des cas d'empyèmes guéris par ponctions répétées, mais jamais il n'a été formulé d'indications précises grâce auxquelles, étant donné une pleurésie purulente à marche chronique et insidieuse, ne nécessitant pas une intervention d'urgence, on puisse préjuger que la guérison se fera par la thoracentèse. Voilà pourquoi on a toujours proposé pour la pleurésie purulente une thérapeutique systématique.

Les uns, fervents adeptes de l'empyème antiseptique, disent qu'une fois la purulence constatée, la pleurotomie ne doit pas être différée; les autres, confiants dans la guérison possible par une seule thoracentèse, veulent que, sans s'attarder aux ponctions répétées, l'aspiration soit pratiquée au moins une fois. Pourquoi ne pas éviter la pleurotomie si l'on peut guérir sans elle? Pourquoi pratiquer une seule thoracentèse au hasard, sans idée déterminée, quand on sait qu'il est tout à fait exceptionnel de voir un empyème guérir par une seule

----

(1) Il arrive même parfois que, dans certaines suppurations anciennes, il est impossible de retrouver aucun micro-organisme dans le liquide purulent. Nous avons observé plusieurs faits de ce genre.

D'autre part, en expérimentation, il arrive souvent que quatre jours après l'inoculation du streptococcus pyogenes, on ne trouve déjà plus, dans le pus de certains abcès, l'organisme qui a causé la suppuration chez l'animal.

ponction? Lorsqu'on se décide à traiter une pleurésie purulente par la méthode des ponctions, on doit savoir qu'il faudra sans doute pratiquer plusieurs thoracentèses et rester ferme dans ses convictions, malgré la persistance momentanée de la fièvre. Mais ces convictions, où les puiser? Nous avons dit comment les nôtres s'étaient faites par l'examen du pus de notre malade.

Nous n'avons pas la prétention de formuler ici des indications thérapeutiques en nous appuyant sur un seul cas, mais si, dans l'avenir, nous avons à traiter une pleurésie purulente à marche lente et insidieuse, nous souvenant de l'histoire de cette malade, nous commencerons par faire l'étude microscopique et expérimentale du pus retiré par ponction exploratrice. Si les bactéries sont peu nombreuses, si leur virulence est faible, nous entreprendrons avec conviction les thoracentèses plusieurs fois répétées, car, à tout prendre, il vaut mieux être traité par quelques ponctions capillaires que par l'ouverture du thorax.

CHAPITRE III

———

FORME DIPHTÉRITIQUE ou PSEUDO-MEMBRANEUSE

———

La fausse membrane fibrineuse est un produit de néoformation qui, pour être beaucoup plus rarement observé que le pus au cours de l'infection puerpérale, n'en offre pas moins d'intérêt. Elle a tout l'aspect de celle que l'on rencontre dans la diphtérie légitime et se présente, soit associée à diverses suppurations, soit à l'état pur sur la vulve, le vagin, la muqueuse utérine, les séreuses. La fausse membrane fibrineuse est, dans ce dernier cas, la seule signature anatomique de la maladie, et le nom de *forme diphtéritique* convient bien à la variété de l'infection qu'elle caractérise.

Le terme : *Diphtérie puerpérale* que nous emploierons également, n'implique nullement *a priori* l'idée d'assimilation avec la diphtérie vraie du pharynx et du larynx. Nous le comprenons dans le sens accordé en anatomie pathologique au terme *exsudat diphtéritique* pour caractériser une néoformation fibrineuse.

L'histoire de la forme diphtéritique de l'infection puerpérale ne doit pas non plus être confondue avec celle de la gangrène des parties génitales. Ce que Chavanne (1) et

____

(1) Chavanne. — Th. de Lyon, 1850.

d'autres après lui ont décrit en 1850, sous le nom de diphtérie gangréneuse de la vulve et du vagin, n'est que le sphacèle de ces parties recouvertes d'une couenne fibrineuse analogue à celle que l'on observe dans la pourriture d'hôpital.

La diphtérie puerpérale a d'abord été signalée par les cliniciens français.

Chomel, dans son article *Métrite puerpérale* du dictionnaire en 30 volumes, a indiqué l'apparence diphtéritique que prend parfois cette métrite.

Béhier, dans son livre de cliniques, a insisté sur l'aspect diphtérique que prend, chez certaines accouchées, la surface de l'utérus ou celle du vagin.

Enfin M. Hervieux, dans son *Traité des maladies puerpérales*, admet deux formes de diphtérie génitale : l'une, très grave, utéro-vaginale, dans laquelle la diphtérie prend naissance dans l'utérus et s'étend de haut en bas, par voie de continuité, à la muqueuse du vagin; l'autre bénigne, primitivement vulvaire ou périnéale, se propageant, de bas en haut, à une étendue plus ou moins grande de la cavité vaginale.

Dans ces derniers temps, en France, la diphtérie puerpérale est tombée dans l'oubli, si bien que Maygrier lui consacrait quelques lignes à peine dans son excellente thèse d'agrégation, publiée en 1883, sur les *diverses formes d'épidémies puerpérales*.

C'est la pathogénie et la nature de cette diphtérie pucrpérale qui, à l'étranger, ont surtout préoccupé les esprits en ces derniers temps. Cette question, qui touche autant à l'histoire de la fausse membrane en général qu'à celle de l'infection puerpérale, a été jugée différemment par les auteurs.

Les uns (1) considèrent la diphtérie puerpérale comme une forme d'infection spéciale, comme une des diverses maladies incluses sous le nom de fièvre puerpérale; les autres (2) n'y voient aucune différence avec la diphtérie légitime, maladie de Bretonneau et de Trousseau. L'examen microbiologique, pratiqué dans les cas où la fausse membrane s'observe à l'état pur et dans ceux où elle est associée au pus, prouve l'inexactitude de l'une et de l'autre opinion.

Dans une autopsie (Observation IV), en même temps que du pus dans le muscle utérin, la trompe droite, le péritoine et le poumon, nous avons constaté la présence de fausses membranes fibrineuses incrustées dans la muqueuse utérine et baignant dans un liquide sanieux et grisâtre. Le microbe en chaînettes existait, comme le démontrèrent les cultures, aussi bien dans les fausses membranes diphtéritiques de la muqueuse que dans le sang du cœur et les diverses suppurations.

Voici donc un cas mixte où le streptococcus pyogenes, en même temps qu'il avait produit des suppurations vulgaires à localisations diverses, avait déterminé, sur la muqueuse utérine, des modifications histologiques ayant abouti à la formation de fausses membranes.

Notre observation IX est un type d'infection puerpérale à forme diphtéritique pure et généralisée. Des lames fibrineuses, se détachant facilement, étaient déposées à la surface de la vulve et du vagin, une fausse membrane épaisse recouvrait presque complètement la muqueuse utérine, dans laquelle elle s'incrustait solidement. Le péritoine était tapissé de

---

(1) GARRIGUES. — *Boston med. and surg. J.* 1885.
(2) BAUMGARTEN. — *Lehrbuch der pathologischen Mykologie*, 1888.

fausses membranes sur toute son étendue. Les veines utéro-ovariennes, celles du muscle utérin, étaient remplies de caillots fibrineux. On retrouverait des caillots semblables jusque dans les veinules qui rampent à la surface de la muqueuse gastrique.

Cette généralisation de la néoformation fibrineuse aux muqueuses, aux séreuses, aux vaisseaux est, soit dit en passant, un des points les plus intéressants de l'histoire de la diphtérie puerpérale. Elle avait été entrevue par M. Hervieux, qui avait déjà établi un rapprochement entre les productions diphtéritiques des muqueuses et les dépôts fibrineux que l'on observe sur la plèvre, le péritoine, ou la tunique interne des veines.

Dans le cas précité, nulle part sur les muqueuses ou les séreuses, dans les parenchymes ou les tissus, *on ne put observer la moindre gouttelette de pus.*

Les cultures faites avec le sang, les fausses membranes ou les organes, fournirent cependant le streptocoque à l'état de pureté. Sur les coupes, les chaînettes se dessinaient à la surface de la muqueuse utérine et apparaissaient encore dans le caillot fibrineux de quelques veinules utérines thrombosées. Dans les fausses membranes, on trouvait les micro-organismes, mais en très petit nombre.

Ces constatations nous prouvent une fois de plus qu'un seul et même microbe, le streptococcus pyogenes produit, chez la femme puerpérale, l'inflammation purulente d'une part, l'inflammation diphtéritique de l'autre.

Dans certains cas, c'est le micro-organisme qui semble avoir transformé ainsi son aptitude à se développer sur le milieu humain; la preuve en est dans ces épidémies dont

Lusk (1) et Garrigues (2) ont rapporté l'histoire. Celle observée par Lusk est particulièrement intéressante : une femme syphilitique est prise, après son accouchement, de diphtérie puerpérale, qui est l'origine d'une épidémie sévère dans la Maternité où cette malade est soignée. Cent cinquante femmes sont atteintes d'infection, toutes avec fausses membranes fibrineuses, et vingt-huit meurent. Le premier cas d'infection à forme pseudo-membraneuse n'avait donc pu propager que des infections de même forme.

Le caractère épidémique que revêt parfois la diphtérie puerpérale est loin d'être un argument en faveur de son analogie avec la diphtérie légitime. La fausse membrane fibrineuse est une altération anatomique qui n'a en elle rien de spécifique.

Dans une récente communication faite à l'Académie de médecine sur les inflammations pseudo-membraneuses de l'intestin, M. Cornil (3) montrait que des micro-organismes différents, appartenant chacun à une maladie virulente déterminée, pouvaient produire, à la surface de la muqueuse intestinale, des fausses membranes fibrineuses grisâtres ou jaunâtres.

« Ce n'est pas la lésion anatomique, disait notre maître,
« qui différencie la maladie, mais bien la nature du micro-
« organisme qui en est la cause. »

Cependant, cette année même, Baumgarten (4) a soutenu l'identité de la diphtérie puerpérale et de la diphtérie vraie. Il prétend que le streptococcus pyo-

(1) Lusk. — 10e Session annuelle tenue à Washington. D. C. sept. 22, 23, 24, 1885.

(2) Garrigues. — *Loco citato.*

(3) Cornil. — *Bulletin de l'Académie de Médecine*, 1888. Des inflammations pseudo-membraneuses et ulcéreuses de l'intestin considérées en général.

(4) Baumgarten. — *Loco citato.*

genes produit la fausse membrane de la diphtérie du pharynx et du larynx comme celle de l'utérus, et il avance avoir constamment isolé cet organisme des fausses membranes, quelle que soit leur provenance. Il ajoute même l'avoir retrouvé dans les couches profondes de la muqueuse, et l'avoir isolé à l'état de pureté dans les différents parenchymes.

Au nom de la clinique et de la microbiologie, l'opinion de Baumgarten doit être réprouvée.

La clinique nous enseigne que la *diphtérie légitime*, par sa marche, son évolution, ses complications, présente tous les caractères d'une maladie autonome et spécifique. Jamais, d'autre part, on n'a vu marcher de pair une épidémie de diphtérie vraie et une épidémie de diphtérie puerpérale; jamais on n'a vu l'une engendrer l'autre. Lorsqu'éclate par hasard, dans une Maternité, un cas d'angine ou de laryngite diphtéritique, ce cas est parfois l'origine d'une épidémie d'angine ou de laryngite analogues, mais jamais d'infection puerpérale à forme diphtéritique.

La microbiologie fournit des arguments décisifs. Les travaux récents de MM. Roux et Yersin (1) ont définitivement prouvé que le microbe de la diphtérie n'était pas un streptocoque, mais un bacille à caractères spéciaux. Ce bacille, déjà vu par Klebs en 1883 et bien étudié par Lœffler en 1884, a été retrouvé constamment dans les fausses membranes de quinze diphtéritiques examinées par MM. Roux et Yersin. Les deux savants expérimentateurs ont non seulement fait naître la fausse membrane en inoculant le bacille sur la muqueuse des pigeons, des poules, des lapins, ou des

---

(1) Roux et Yersin. — *Annales de l'Institut Pasteur*, 1889. p. 629.

cobayes, mais ils ont encore établi sa spécificité, en reproduisant expérimentalement une des manifestations les plus caractéristiques de la diphtérie : la paralysie.

Lœffler cependant avait, lui aussi, constaté parfois, dans les fausses membranes, la présence du streptococcus pyogenes et sa généralisation à l'économie. Dans ces cas, cet organisme avait déterminé une infection secondaire consécutive à la diphtérie vraie. Le streptococcus pyogenes est en effet un organisme qui vit partout et que l'on rencontre parfois dans la bouche de l'homme sain, comme Netter (1) l'a récemment prouvé. On comprend ainsi comment toute plaie de la muqueuse de la bouche et du pharynx devient, dans certains cas, une porte d'entrée pour le streptococcus pyogenes, comment une fausse membrane, développée à la faveur d'un autre micro-organisme (bâtonnet de Lœffler), devient un milieu de culture excellent pour le microbe en chaînettes, et un terrain de multiplication pour lui avant sa pénétration dans l'organisme.

En résumé : 1º Les fausses membranes fibrineuses, développées au cours de l'infection puerpérale, n'ont pas la moindre communauté d'origine avec celle de la diphtérie légitime ;

2º Elles ne sont pas davantage l'expression d'une entité morbide particulière ; elles ont même provenance que le pus des abcès et sont produites par l'action du streptococcus pyogenes.

(1) NETTER. — *Société de Biologie.* 21 juillet 1888. Présence du streptocoque pyogène dans la salive des sujets sains.

CHAPITRE IV

FORME SEPTICÉMIQUE PURE SANS SUPPURATION NI FAUSSES MEMBRANES

Il est des cas où la mort survient chez la nouvelle accouchée au milieu de tous les symptômes de l'infection puerpérale, sans que l'examen minutieux des organes décèle en aucun point de l'économie la moindre trace de suppuration ou la moindre parcelle de fausse membrane. L'autopsie, ne sachant alors expliquer la cause de la mort, est dite négative.

C'est à cette forme d'infection, sans lésion apparente, que nous réservons le nom de *forme septicémique pure*.

Cette variété de la maladie est relativement rare, et quelques pathologistes, ne l'ayant jamais rencontrée, l'ont mise en doute, à l'exemple de Béhier et de Beau.

Elle n'est pas si exceptionnelle cependant que Depaul, en 1858, insistant dans un discours académique sur « l'absence plus d'une fois constatée de toute lésion des solides », n'ait osé affirmer « qu'il n'y a presque pas d'épidémie un peu sérieuse dans le cours de laquelle on n'ait rencontré des cas de cette espèce. »

Un clinicien éminent, M. Hervieux, crut longtemps qu'il n'existait pas un seul cas de septicémie puerpérale dans lequel on ne rencontrât du pus sur un point quelconque de l'organisme. Cette année même, à la suite d'une communication faite à l'Académie par M. Cornil en notre nom, sur les faits que nous allons relater, M. Hervieux n'hésitait pas à avouer qu'après avoir assisté à ces épidémies effroyables qui ravageaient la Maternité, il avait renoncé à sa première croyance et affirmait l'existence des cas de septicémie pure.

Les observations de Bouchut (1), Lasserre (2), Guérard (3), Tardieu (4), Tarnier (5), Hardy (6), Brouardel (7), Fritsch (8) etc., sont venues pour leur part contribuer à l'histoire de la septicémie sans lésions, et l'autorité de ces observateurs suffit pour répondre de la valeur des faits rapportés par eux.

La *durée* de cette forme septicémique a été diversement appréciée, même par ses partisans les plus convaincus. Les uns prétendent que son évolution, toujours rapide et foudroyante, se fait en un temps variant de quelques heures à trois jours; les autres ont relaté des cas où la mort est survenue lentement, après six jours (Fritsch), après sept jours et deux fois après dix jours (trois cas de Tarnier), après quinze jours (Depaul). Nous-même avons pratiqué l'autopsie de trois femmes mortes sans lésions au troisième, sixième et quinzième jour de l'infection puerpérale.

(1) Etude sur la fièvre puerpérale. *Gaz. Médic.*, 1844, p. 8.

(2) *Recherches cliniques sur la fièvre puerpérale, faites à la Maternité.* Th. Paris, 1842.

(3) *Bulletin de l'Académie de Médecine*, 1858.

(4) *Journal des connaissances médico-chirurgicales.* Décembre 1841, p. 233.

(5) Tarnier. — *Recherches sur l'état puerpéral et sur les maladies des femmes en couches.* Th. Paris, 1857.

(6) *Bulletin de l'Académie de Médecine*, 5 juin 1888.

(7) *Bulletin de l'Académie de Médecine*, 5 juin 1888.

(8) Fritsch. — *Traité des affections puerpérales.* Traduc. française de Lauwers et Hertoghe, 1885.

En s'appuyant uniquement sur ces faits, la conclusion à tirer, relativement à la durée de la variété qui nous occupe, est la suivante : si l'évolution est, en général, plus rapide que dans la forme classique avec suppuration, elle se fait parfois en un temps moyen variant de six à quinze jours.

Quelle est la nature de cette variété d'infection? Y a-t-il identité d'origine entre elle et les formes vulgaires? Les trois cas observés par nous sont les premiers, croyons-nous, où des recherches microbiologiques aient été pratiquées chez la femme pour répondre à ces questions encore controversées.

Notre première observation (X) est celle d'une femme prise de frisson et de fièvre au quatrième jour de son accouchement, et morte en six jours avec tous les symptômes de la forme pyohémique. A l'autopsie, pratiquée dix-neuf heures après la mort, avec l'aide de notre collègue Bouisson, nous n'avons trouvé, à notre grand étonnement, ni pus, ni fausses membranes en aucun organe. Des ensemencements faits sur bouillon, gélatine et gélose avec des fragments d'utérus, de rein, de foie, de rate, ou avec le sang du cœur, donnèrent cependant des cultures presque pures du streptococcus pyogenes.

Notre second cas (Observation XI) est celui d'une femme devenue fébricitante trois jours après ses couches, et qui mourut après quinze jours d'infection, dans le service de M. Bouchard. Les symptômes avaient été ceux de la forme typhoïde, bien décrite par M. Peter dans le second volume de ses cliniques (stupeur, délire, diarrhée, difficulté à uriner, albuminurie, pas de frissons, température oscillant entre 39° et 39° 6).

A l'autopsie, on ne trouva pas trace de suppuration.

Si nous n'avions pas été instruit par l'histoire de notre première malade, nous aurions sans doute cherché l'unique cause de la mort dans la lésion des reins qui étaient blancs et volumineux ; mais des ensemencements pris sur les différents organes, en fournissant des cultures abondantes du streptococcus pyogenes, nous donnèrent la preuve de l'origine infectieuse de la maladie.

La troisième observation, plus complexe, se rapporte à une femme éclamptique et albuminurique, atteinte de son premier accès convulsif deux heures après l'accouchement Cette malade eut en tout sept accès en l'espace de douze heures, survécut pendant trois jours, comateuse, fébricitante, et mourut avec une ascension terminale de la température (44º) (Observation XII).

L'autopsie ne décela d'autres lésions qu'une rate molle et diffluente, un foie gros et décoloré, des reins mous, volumineux et blancs. L'origine parasitaire de l'éclampsie puerpérale ayant été mise en question en ces temps derniers, nous avions ensemencé par simple curiosité, sans idée préconçue, le sang du cœur ainsi que des fragments de foie, de rein, de rate, d'utérus. Grande fut notre surprise d'observer dans nos tubes des cultures pures du streptococcus pyogenes. Nous sommes loin, hâtons-nous de le dire, de donner ce fait comme un argument en faveur de l'origine parasitaire de l'éclampsie puerpérale, d'autant que dans une autre autopsie de femme morte éclamptique, nos recherches microbiennes sont restées négatives. Le cas précité trouve, suivant nous, son explication dans la concomitance de l'éclampsie et de l'infection. Nous ne voulons en retenir que la constatation d'une infection puerpérale sans suppuration, qui aurait passé inaperçue sans l'examen bactériologique des organes.

Dans nos trois observations, le rôle pathogène du streptococcus pyogenes fut démontré non seulement par l'examen des cultures, mais encore par celui des coupes histologiques dont l'étude était particulièrement intéressante.

Dans le *rein*, les micro-organismes relativement rares, étaient disséminés dans les tubes de Heidenhain ou à l'intérieur des capillaires. Par contre ils infiltraient certains organes tels que l'utérus, le foie, la rate, en groupes si confluents, que sur des coupes examinées à un faible grossissement (60 diamètres), les amas formés par eux apparaissaient comme de petites taches violettes assez volumineuses, semées au milieu des parenchymes. A un fort grossissement (objectif à immersion), ces taches se montraient uniquement constituées par des microcoques; elles présentaient à leur centre une teinte uniformément violette, résultant de la condensation des streptocoques en ce point, et à leur périphérie seulement on voyait se dessiner des chaînettes sinueuses, trahissant aussi la nature microbienne de ces amas.

Dans le *foie*, la topographie de cette infiltration était facile à saisir. Quelques groupes de micro-organismes apparaissaient sur les parois des veinules sus-hépatiques de petit calibre. Les amas se voyaient presque uniquement entre les cellules hépatiques, qu'ils semblaient avoir écartées pour se loger. Ils étaient parfois énormes, et, suivant les sinuosités des capillaires, se moulaient véritablement dans une portion de leur réseau. Autour de ces taches comme centre, les chaînettes diffusaient dans les capillaires du voisinage. En quelques points seulement, les veinules sus-hépatiques de petit calibre montraient leurs parois tapissées de streptocoques.

Ces faits nous enseignent que la preuve de l'infection ne doit pas toujours être cherchée à l'autopsie, dans le pus ou la fausse membrane, mais bien dans la présence du micro-organisme disséminé dans les organes. Sans l'examen micro-biologique, nous n'aurions pas reconnu l'infection à l'autopsie de nos deux dernières malades, et *la forme septicémique pure a dû ainsi souvent échapper à la sagacité des obser-vateurs.*

La possibilité pour le streptococcus pyogenes de se déve-lopper dans les parenchymes, sans y déterminer de suppura-tion, ne doit plus nous étonner. Nous savons que, dans les formes vulgaires suppuratives ou pseudo-membraneuses, on voit le micro-organisme infiltrer certains tissus, sans y amener de produits de nouvelle formation. Déjà, dans la première partie de ce travail, pour expliquer la mort chez une femme atteinte d'infection avec suppuration tout à fait localisée autour de l'utérus, nous n'avions pu incriminer que l'action directe du micro-organisme sur les tissus, et celle des substances toxiques sécrétées par lui.

Reste à trouver pour quelle raison, dans la forme qui nous occupe, le streptocoque n'arrive à produire ni suppuration ni fausses membranes.

Les pathologistes qui en ont tenté l'explication, l'ont tous cherchée dans la rapidité d'évolution de la maladie. L'orga-nisme serait foudroyé avant que le travail de suppuration ait eu le temps de s'accomplir. Cette théorie n'est pas applicable à tous les faits, comme l'attestent les cas où la mort est sur-venue au dixième, douzième et quinzième jour de la maladie. Pour nous, cette forme de l'infection est due le plus souvent à une simple modification dans les qualités pathogènes du micro-organisme, qui a perdu son aptitude à faire du pus.

Cette idée, déjà soutenue par MM. Chauveau et Arloing, trouve un nouvel appui dans le fait expérimental suivant : Quand on tue un lapin, en introduisant dans ses veines une grande quantité de streptococcus pyogenes, on constate que le microbe, recueilli à l'état pur dans le sang du cœur de l'animal, a subi diverses transformations dans ses qualités pathogènes ; la principale de ces transformations est une augmentation de virulence telle que quelques gouttes, injectées dans le tissu cellulaire lâche, suffisent à déterminer la mort sans produire en général de suppuration.

Le streptocoque n'est donc pas constamment pyogène ; on peut lui enlever expérimentalement la propriété de faire du pus, tout en lui conservant et même en exaltant sa virulence. Ce fait doit être rapproché des cas précités, où le micro-organisme se généralise chez la femme puerpérale et la tue sans déterminer de suppuration.

Les conclusions à tirer des faits précédents sont les suivantes :

1o Il existe une forme d'infection puerpérale qui tue sans suppuration ni fausses membranes ; nos autopsies en sont une preuve nouvelle.

2o L'évolution de cette forme septicémique pure est rapide ou lente ; elle reconnaît pour cause le streptococcus pyogenes comme la forme pyohémique vulgaire.

3o *En nous appuyant uniquement sur les examens micro-biologiques pratiqués dans nos trois autopsies*, nous affirmons que cette forme septicémique, comme la forme pyohémique, comme la forme pseudo-membraneuse, reconnaît pour cause le streptococcus pyogenes.

CHAPITRE V

LA PHLEGMATIA ALBA DOLENS D'ORIGINE PUERPÉRALE

Depuis que Mauriceau et Puzos ont décrit « l'enflure dou-
« loureuse des jambes et des cuisses, survenant chez les
« femmes après l'accouchement », les théories n'ont pas
manqué pour expliquer la *Phlegmatia alba dolens.*

Si, depuis le mémoire de David Davis (1823), les pathologistes ont été unanimes à localiser dans les veines la lésion
fondamentale de cette affection, les opinions les plus diverses
n'en ont pas moins été émises sur la nature de cette altération veineuse. Pendant vingt ans, on crut avec Davis à la
phlébite primitive; mais, sur la foi de Bouchut et sur celle de
Virchow, cette théorie fut détrônée par celle de la thrombose qui, jusqu'à nos jours, a régné en maîtresse absolue.
La formation du caillot fut alors considérée comme le
phénomène toujours primitif et capital, la phlébite comme une
altération secondaire toujours consécutive à l'irritation de
l'endo-veine par le caillot.

Malgré les causes les plus complexes invoquées pour expliquer cette coagulation spontanée du sang sur place, M. Troi-
sier, en 1880, dans une thèse d'agrégation qui constitue la

monographie où on ira toujours puiser les documents relatifs à l'histoire de la phlegmatia, écrivait, non sans raison :
« La pathogénie de la phlegmatia alba dolens est loin
« d'être élucidée. Dans cette question, tout se réduit à des
« hypothèses. »

Depuis cette époque, à la faveur de la théorie microbienne, une autre hypothèse a vu le jour, celle de la nature infectieuse de la phlegmatia alba dolens. Déjà émise en 1883 par M. Hutinel (1), cette hypothèse fut encore énergiquement soutenue par M. Siredey (2), en 1884; et, en dépit des négations consignées dans la thèse de Delporte (3), MM. Delore et Poulet (4), dans leur article récent du *Dictionnaire encyclopédique*, n'hésitent pas à dire : « La phlegmatia puerpérale,
« même dans ses formes atténuées, est probablement d'ori
« gine septique... Quel est le rôle des proto-organismes dans
« certaines coagulations? Cette voie de recherches pourrait
« peut-être donner l'explication de la thrombose dans la
« phlegmatia ».

Si, depuis quelques années, la notion de l'origine parasitaire de la phlegmatia puerpérale est ainsi entrée dans la conscience médicale, nul, à notre connaissance, n'est encore venu, avec des faits probants et des constatations microbiologiques positives, affirmer la vérité de cette opinion.

Ayant réuni quelques documents cliniques, anatomo-pathologiques et microbiologiques, nous soutenons, dans le présent

(1) HUTINEL. — *Étude sur la convalescence et les rechutes de la fièvre typhoïde.* Th. Agrégat. 1883.

(2) SIREDEY. — *Les maladies puerpérales*, 1884.

(3) DELPORTE. — *Etude sur la phlegmatia alba dolens puerpérale.* Th. Paris, 1886.

(4) DELORE et POULET. — *Dict. encyc. des sciences médic.* Art. Phlegmatia alba dolens.

chapitre, la nature microbienne constante de la *phlegmatia puerpérale*. Nous essayerons d'établir, en outre, qu'elle est toujours consécutive à une phlébite primitive, déterminée par la multiplication de micro-organismes sur la tunique interne de la veine. Nos conclusions porteront exclusivement sur la phlegmatia *d'origine utérine*, la seule qui fasse l'objet de la présente étude.

Preuves cliniques

Époque d'apparition. — Dans huit cas de phlegmatia, nous avons relaté la date précise de l'apparition de l'œdème blanc douloureux. Une seule fois il s'est montré le neuvième jour après les couches, et les autres fois entre le dixième ou quarante-unième jour qui les a suivies (Observations XVII à XXIV). Cette statistique concorde avec celle de tous les auteurs, qui admettent d'une façon générale que la phlegmatia se développe entre le septième et le douzième jour, et que l'époque de son début est parfois retardée jusqu'à la cinquième, sixième, huitième semaine après l'accouchement.

Cette date d'apparition tardive méritait d'être précisée; elle seule suffit à contredire tous les arguments invoqués pour soutenir la théorie de la thrombose spontanée. Toutes les causes incriminées, telles que la richesse du sang en fibrine, l'altération des globules consécutive à l'anémie, le ralentissement du sang dans les veines des membres inférieurs, se trouvent, en effet, réunies chez la femme enceinte. Comment donc concilier ce fait avec l'absence constante de la phlegmatia au cours de la grossesse et dans les premiers jours qui suivent l'accouchement ? Les causes énumérées ne peuvent être que prédisposantes, et lorsque l'œdème blanc

douloureux apparaît, c'est à l'infection qu'il faut en demander la raison.

Les symptômes généraux qui accompagnent la phlegmatia dès son début (fièvre, frisson, prostration, nausées),
plaident en faveur de son origine infectieuse.

L'observation clinique prouve déjà que la phlegmatia
alba dolens est toujours une manifestation de l'infection
puerpérale vulgaire.

Dans quelques cas, le fait s'impose, comme l'observation XVIII nous en fournit un exemple. Chez une
femme prise, deux jours après ses couches, de fièvre et de
frissons, se développa, au bout de huit jours de fièvre, une
phlegmatia qui apparut ainsi en pleine évolution d'infection puerpérale.

Le rapport de cause à effet entre l'infection et l'altération
veineuse était ici nettement saisissable, et si tous les faits
étaient calqués sur celui-ci, on n'aurait jamais manqué, sans
doute, de reconnaître l'origine véritable de la phlegmatia
puerpérale.

Mais, en général, c'est relativement longtemps après les
couches et au milieu d'une bonne santé apparente qu'éclate
l'œdème blanc douloureux. Ce début tardif, qui nous a aidé
à réfuter la théorie de la thrombose, semble, à première vue,
parler également contre l'origine infectieuse de la phlegmatia
puerpérale. Ne savons-nous pas que l'infection puerpérale
ne débute qu'exceptionnellement après le troisième ou le
cinquième jour qui suit l'accouchement ? Cette contradic-
tion est plus apparente que réelle. C'est pour n'avoir pas
assez étudié *la période intercalaire* qui s'écoule depuis le
moment de l'accouchement jusqu'au début de la phlegmatia,
que les auteurs n'ont pas su plus tôt dépister la nature infec-

tieuse de la lésion veineuse. La maladie ne commence pas avec l'œdème blanc douloureux dont l'apparition est constamment précédée par une phase prodromique fébrile, dans laquelle un examen attentif décèle toujours la marque de l'infection. Le fait n'avait échappé ni à M. Hervieux, ni à M. Sirèdey. Avant la phlegmatia, disait M. Siredey, il y a toujours « menace de péritonite ».

Après enquête rigoureuse, nous avons toujours retrouvé dans nos observations quelques symptômes fébriles avant l'éclosion de la phlegmatia.

Dans nos observations (XVII et XXI), la phlegmatia, apparue le septième jour dans le premier cas, et le dix-huitième dans le second, n'avait été précédée que par un jour d'apyrexie. Chez ces deux malades, la fièvre s'était déjà installée deux jours après l'accouchement.

Chez la malade de l'observation XXII, la première phlegmatia, précédée de deux jours d'apyréxie, avait éclaté vingt jours après l'accouchement; la fièvre avait déjà débuté le lendemain de la délivrance.

La malade, dont l'histoire est rapportée dans l'observation XX, fut atteinte de deux phlegmatia, l'une au dix-septième jour, l'autre au vingt-huitième jour de son accouchement. Elles avaient été précédées de deux courts accès fébriles de un et de deux jours de durée, le premier survenu quatre jours, le second, dix jours après les couches.

Chez la femme qui fait l'objet de l'observation XXIV, une longue période de vingt-quatre jours s'était écoulée entre la fin du premier cycle fébrile et l'apparition de la première phlegmatia; le premier accès fébrile avait éclaté le lendemain de la délivrance.

L'observation XXII est particulièrement instructive; elle

montre comment, dans certains cas, les prodromes peuvent facilement passer inaperçus. La phlegmatia s'était développée au dix-neuvième jour; elle semblait n'avoir été précédée par aucun trouble pathologique, mais, en consultant la courbe thermométrique, on constatait un léger accès fébrile (38°) apparu deux jours après les couches.

Pas de phlegmatia alba dolens puerpérale sans symptômes fébriles au préalable, telle est la formule toujours applicable. Cette période apyrétique, qui sépare souvent le premier accès fébrile des premiers symptômes de la phlegmatia, n'est pas faite pour nous surprendre. Il est de notion vulgaire qu'au cours de l'infection puerpérale, les accidents se développent souvent par poussées successives en rapport, par exemple, avec la formation de foyers nouveaux de suppuration. Ainsi procède la phlegmatia alba dolens qui, toujours, n'est que le second temps d'une infection, dont la première étape avait été marquée par l'apparition de symptômes fébriles dans les quatre ou cinq jours consécutifs à l'accouchement.

Si les phénomènes généraux qui accompagnent la phlegmatia sont, le plus souvent, de faible intensité, ils revêtent parfois toute la violence de ceux que l'on observe dans la phlébite suppurée : la température, après avoir été peu élevée, devient excessive; l'œdème, d'abord blanc, devient rouge et s'accompagne de lymphangite, d'érysipèle et de suppuration. A la forme classique de la phlegmatia succède le tableau effrayant de la phlébite suppurée.

La clinique nous enseigne ainsi, en dépit des opinions courantes, qu'entre les deux lésions, il n'y a qu'une différence de degrés; l'une peut engendrer l'autre. *La phlegmatia n'est qu'une forme légère de la phlébite puerpérale;* c'est un petit accident de la puerpéralité.

Preuves microbiologiques.

Si la phlegmatia de la nouvelle accouchée est une manifestation de l'infection puerpérale, on doit au moins, en un point de la veine malade, trouver le corps du délit, le streptococcus pyogenes, comme on le découvre sur les autres organes lésés.

Les recherches entreprises à ce sujet ont jusqu'ici été peu fructueuses. Nous en trouvons le témoignage dans la thèse de Delporte que nous citons à nouveau, parce qu'elle est la monographie la plus récente écrite sur la phlegmatia puerpérale. « On a supposé, dit cet auteur, que des microbes, « pénétrant par la voie sanguine, s'accumulaient dans les « nids valvulaires où la circulation est stagnante, et que, « par leur présence, ils pouvaient déterminer des lésions « endothéliales, la précipitation de la fibrine. Des recher- « ches ont été faites dans ce sens, elles n'ont pas abouti, et « l'examen des caillots n'a donné jusqu'à présent aucun ré- « sultat probant. »

Recherche du streptocoque dans les veines. — Ayant pratiqué deux autopsies de phlegmatia alba dolens, nous avons repris cette étude en nous gardant d'aller au hasard, sans idée déterminée, chercher les microbes en un point quelconque de la veine.

Nous savons que le mode de formation de caillot varie suivant les points de la veine thrombosée : Une partie du caillot naît sur place (caillot autochtone de Virchow). Une autre se développe secondairement par simple coagulation du sang aux extrémités du caillot primitif (caillot prolongé de Virchow). Si donc, partant d'une idée préconçue, justifiée

par l'observation clinique, on recherche des micro-organismes sur les coupes dè la veine, la logique commande
d'examiner tout d'abord les parties du caillot primitivement
forméeš. A leur niveau seront déposées sûrement les chaînettes,si elles sont la vraie cause de la lésion, tandis qu'elles
pourront manquer au niveau du caillot prolongé dont la
formation est purement mécanique.

D'autre part, sachant que la phlegmatia alba dolens puerpérale est le plus souvent descendante, c'est-à-dire qu'elle
débute par les veines intra-utérines pour s'étendre aux
veines hypogastriques, iliaques et crurales, c'est sur les
veines de l'utérus ou celles qui l'avoisinent que devront
porter tout d'abord les recherches microbiologiques.

En suivant cette méthode, nous avons, dans deux cas de
phlegmatia alba dolens, rencontré sur la coupe des veines
le streptococcus pyogenes.

Notre première autopsie est celle d'une femme morte d'infection puerpérale à forme pseudo-membraneuse avec phlegmatia alba dolens des membres inférieurs. Une partie de
son histoire a été relatée déjà au chapitre consacré à la forme
diphtéritique de l'infection, et tous les détails qui s'y rap-
portent se trouvent consignés dans l'observation IX.

L'utérus et les veines qui le sillonnent furent l'objet d'un
examen minutieux. Les petites veinules étaient remplies par
un caillot fibrino-cruorique ou purement cruorique.

Les sinus de grande largeur contenaient un caillot présentant tout l'aspect de celui que l'on rencontre à la surface
interne des veines périphériques dans la phlegmatia alba
dolens. Ce caillot était adhérent aux parois, cruorique dans une
partie de sa périphérie, fibrineux et parfois fragmenté vers le
centre. Au microscope, la portion cruorique se montrait

constituée uniquement par des globules rouges, la partie centrale par de la fibrine dont la majeure partie était en désintégration granuleuse et par des leucocytes.

Tout l'intérêt était dans l'examen microbiologique. Sur les coupes, des chaînettes apparaissaient dans un certain nombre de veines ainsi thrombosées. Les microbes étaient déposés sur la paroi interne des veines en masse épaisse, et infiltraient le caillot là seulement où il y avait de la fibrine en désintégration, sans pénétrer les parties purement cruoriques.

Toutes les veines thrombosées — nous insistons sur ce fait — ne se présentaient pas ainsi farcies de streptocoques. Sur les coupes, on en voyait un certain nombre complètement vides de micro-organismes, et les veinules, dont le caillot complètement cruorique ne contenait que des globules rouges, ne renfermaient pas, en général, la moindre chaînette.

Voici donc un cas de phlegmatia alba dolens, à point de départ utérin, dont l'étude contient plus d'un enseignement. Il prouve d'abord que la cause de la phlegmatia ne consiste pas dans la simple exagération d'un fait physiologique comme l'avait prétendu Virchow. Cet auteur considérait la phlegmatia comme la propagation de la thrombose normale qui s'observe après l'accouchement au niveau de l'insertion placentaire. Par simple adjonction de couches fibrineuses, ces thrombus normaux des ramuscules veineux utérins s'étendraient aux veines principales hypogastriques, iliaques, crurales.

Si cette théorie était vraie, on observerait constamment la phlegmatia chez la femme en couches, tandis que cette complication est relativement rare chez la nouvelle accouchée.

En dépit de l'opinion de Virchow, *la phlegmatia puerpérale n'est pas due à la simple propagation d'un caillot physiologique*. Pour qu'un caillot s'étende au loin dans les veines périphériques, pour qu'il y séjourne d'une façon permanente, il faut une autre cause, l'infection. La clinique nous a appris à la déceler par les symptômes généraux qui accompagnent ou précèdent l'œdème blanc douloureux, et la microbiologie nous prouve l'influence de cette infection par la constatation de micro-organismes sur la tunique interne des veines. Par action de présence, les microbes déterminent la dégénérescence de l'endothélium d'abord, la coagulation du sang ensuite. L'altération de la veine par action microbienne précède donc la formation du caillot; la preuve en est dans ce fait que, sur les veinules encore peu altérées, les streptocoques ne sont déposés qu'à la surface interne du vaisseau.

Sur la même coupe, avons-nous dit, en même temps que l'on voit des veines thrombosées infiltrées de chaînettes, on en perçoit d'autres dont le contenu purement cruorique est vierge de tout micro-organisme. *Les thrombus sans microbes ne sont autres que le prolongement des caillots primitifs.* Ils n'ont aucune raison pour être infiltrés par les micro-organismes, au moins pendant la première période de leur développement, puisque leur origine, purement mécanique, est due, nous l'avons dit, à la simple coagulation du sang qui bat les extrémités du caillot primitif.

Le seul examen de l'utérus prouve donc que les veines thrombosées dans la phlegmatia alba dolens contiennent des micro-organismes, ou en sont vides suivant les points examinés.

Analogie avec les lésions veineuses des parenchymes. —

Lorsque, dans la première partie de ce travail, nous avons essayé d'expliquer la formation de certains abcès développés au cours de l'infection purulente, nous avons fait semblables constatations sur les veines des parenchymes; nous avons démontré que sur une même coupe du foie, par exemple, à côté de thrombus farcis de microcoques, on en trouvait d'autres purs de tout micro-organisme, et nous avions déjà assigné à ces caillots sans microbes une origine purement mécanique. Les lésions veineuses des parenchymes ont mêmes caractères, même genèse que celles observées dans la phlegmatia alba dolens, au niveau des veines périphériques; et si la phlegmatia alba dolens, au lieu de devoir son nom à ses signes cliniques, le devait à ses caractères anatomiques, nous n'hésiterions pas à dire qu'elle existe aussi bien dans les veines des parenchymes que dans celles de la périphérie. L'étude comparative de ces lésions veineuses diversement lo-calisées, nous permet d'élucider quelques points de pathogénie.

Déjà, en interprétant les thromboses observées dans le foie, nous prêtions aux caillots prolongés une plus grande longueur qu'aux caillots primitifs, en nous appuyant sur ce fait que les premiers sont plus fréquemment rencontrés que les seconds sur les coupes du parenchyme hépatique. Lorsque ce point de départ est à l'utérus, les dimensions des caillots prolongés sont beaucoup plus considérables encore, puisque leur extension se fait jusque dans les saphènes. Cette propaga-tion est alors facilitée par des causes prédisposantes déjà énumérées : ralentissement du sang dans les veines des membres inférieurs, lésion préalable des parois veineuses, comme le témoignent les varices si fréquentes au cours de la grossesse.

Caillots développés à distance. — Les thromboses d'origine microbienne ainsi disséminées au loin dans les organes, nous aident encore à comprendre ces cas de phlegmatia, dont les caillots, développés à distance dans les veines périphériques, ne sont pas en contiguité avec les veines utérines. Ces faits, pour être rares, n'en ont pas moins été observés par différents auteurs. Pour les expliquer, il est permis de supposer que ce qui se passe dans les veines des parenchymes se passe également dans les veines périphériques. Des microbes charriés par le sang déterminent la formation d'un thrombus primitif, aussi bien en se déposant dans un repli valvulaire de la saphène qu'en un point de l'endothélium d'une veine sus-hépatique. M. Lancereaux avait déjà indiqué depuis long-temps que le caillot de la phlegmatia commence parfois dans la concavité d'un nid valvulaire, lorsque Klebs a démontré la tendance qu'ont les micro-organismes à se fixer à la base des valvules des veines comme à la surface des valvules du cœur. La colonisation au fond des nids valvulaires est aidée peut-être par la stagnation du sang au fond de ces poches vasculaires et par la pression sanguine qui, au moment de l'occlusion des valvules, imprime les micro-organismes dans la substance molle des cellules endothéliales (KLEBS).

La suppuration du caillot. — Dans l'histoire de la phlegmatia alba dolens, une question, la suivante, a sans cesse préoccupé les anatomo-pathologistes : les caillots des veines thrombosées peuvent-ils se terminer par suppuration? Soutenue d'abord par Cruveilhier, niée ensuite par Virchow, la possibilité de la suppuration du caillot a été, en général, considérée par les auteurs récents comme une erreur d'interprétation. Ils disent que le liquide rencontré parfois au sein des veines thrombosées, n'est jamais purulent, mais toujours puriforme, qu'il n'offre jamais la constitution histologique du pus.

L'examen microbiologique pratiqué sur les pièces provenant de l'autopsie d'une femme ayant succombé à une phlegmatia alba dolens, dans le service de M. Rendu, nous a fourni quelques renseignements sur cette question si controversée.

Cette femme, souffrant depuis longtemps de corps fibreux de l'utérus, avec métrorragie abondante, fut prise simultanément de phlegmatia alba dolens à signes classiques et d'un érysipèle qui, après avoir commencé par la face, vint aboutir à la région péri-anale. Elle mourut le septième jour de sa phlegmatia, avec une fièvre vive accompagnée de symptômes de haute gravité. A l'autopsie, on trouva un des corps fibreux ulcéré, les veines utéro-ovariennes gauches et la veine iliaque du même côté, thrombosées. Le caillot de la veine iliaque, parfaitement adhérent à la paroi interne, était constitué de la façon suivante : dans une courte partie de sa périphérie, il était purement cruorique et noir à l'œil nu ; dans le reste de son étendue, il était fibrineux, jaunâtre et granuleux d'aspect. La partie centrale anfractueuse étroite était tombée en déliquescence. Le liquide qu'elle contenait, épais, gris-jaunâtre, avait tout l'aspect du pus.

Au microscope, la portion cruorique, la plus récente, était uniquement composée de globules rouges et ne contenait pas le moindre micro-organisme ; la portion fibrineuse était sillonnée par des faisceaux de fibrine d'épaisseur variable, partant de la paroi interne de la veine pour se diriger vers son centre en s'envoyant des anastomoses. La masse de cette portion fibrineuse du caillot était presque uniquement constituée par de la fibrine en désintégration granuleuse. Quelques leucocytes, les uns restés normaux, les autres en dégénérescence graisseuse, avoisinaient surtout la tunique interne. Des capillaires de nouvelle formation, remplis de globules rouges, parcouraient la tunique interne et la moyenne et commençaient à pénétrer le caillot. Le tissu conjonctif de la tunique externe était épaissi et infiltré en certains points de cellules embryonnaires. *Toute la portion fibrineuse du caillot était farcie de microbes en chaînettes*, si confluents en certains endroits qu'ils formaient, sur les coupes colorées par la méthode de Weigert, des masses violettes compactes ; elles tapissaient la surface interne, tout en y formant une couche relativement épaisse. Quelques chaînettes isolées pénétraient même les tuniques de la veine et, s'enfonçant jusque dans la tunique externe, étaient la cause de la périphlébite commençante. (Voy. Pl. IV).

Le liquide recueilli au centre du caillot fut étalé sur lamelles, et se montra, après coloration, rempli de streptocoques, de parcelles fibrineuses en désintégration et de quelques leucocytes en dégénérescence graisseuse ou à noyaux fragmentés.

Ce cas de phlegmatia survenue chez une femme atteinte de fibro-myômes utérins, offre une analogie complète avec la phlegmatia d'origine puerpérale : le point de départ était à l'utérus et l'infection était produite par le streptococcus pyogenes, comme nous l'a démontré l'examen microbiologique.

Voici donc un cas où l'origine parasitaire de la phlegmatia a été rigoureusement prouvée par l'examen microbiologique de la veine iliaque.

L'étude de ce fait nous enseigne de plus ce qu'il faut penser de la liquéfaction du caillot. Dans le cas présent, *c'était du pus et non de la matière puriforme* qui s'était formé au centre des thrombus. Nous n'en sommes plus à chercher la définition du pus dans la constitution histologique d'un liquide. Le pus, nous le répétons, n'est que la liquéfaction destructive d'éléments histologiques répandus au sein d'un tissu ou dans le calibre d'un vaisseau. Cette liquéfaction, et c'est là le point capital, est toujours le résultat de l'action chimique directe (peptonisation) d'un micro-organisme pyogène. Peu importe dès lors que, dans l'intérieur de la veine, la substance liquéfiée soit surtout de la fibrine, que les leucocytes soient en faible quantité; il nous suffit de constater que toute cette fonte destructive a été déterminée par l'action du streptococcus pyogenes pour affirmer la nature purulente du liquide rencontré au centre du caillot.

La suppuration du caillot que nous venons d'étudier est loin d'être la terminaison constante de la phlegmatia. Le plus souvent, le thrombus s'émiette par simple désintégration granuleuse de la fibrine, ou par dégénérescence graisseuse des cellules qui le composent. Ainsi s'explique la bénignité relative de la plupart de ces phlegmatia puerpérales. C'est seulement dans certaines circonstances que le streptocoque, retrouvant ses qualités pyogènes, fait entrer en suppuration le caillot fibrino-cruorique dont il avait déterminé la formation; ainsi s'installe la phlébite suppurée avec toutes ses conséquences.

L'histoire de la phlegmatia alba dolens nous prouve donc à nouveau la possibilité pour le streptococcus pyogenes d'occasionner dans les veines, comme dans les autres tissus, des lésions avec ou sans suppuration.

W 6-A

Des faits que nous avons avancés nous tirons les conclusions suivantes :

1° La phlegmatia alba dolens puerpérale est de nature infectieuse.

2° La cause de la phlegmatia est l'inflammation de la veine par dépôt sur son endothélium du streptococcus pyogenes charrié par le sang. Le caillot se forme consécutivement à cette inflammation de la paroi.

3° L'anatomie pathologique et la microbiologie, d'accord avec les enseignements cliniques, démontrent qu'entre la phlegmatia alba dolens la plus légère et la phlébite suppurée la plus grave, il n'y a que des différences de degré : la lésion est la même, et la cause est identique.

4° Contrairement à l'opinion de la généralité des auteurs, le caillot se transforme parfois en liquide, non pas puriforme, mais véritablement purulent.

Nous ne parlons pas pour le moment des autres espèces de phlegmatia observées au cours des maladies infectieuses, de la tuberculose, du cancer, de la chlorose. Leurs causes sont peut-être multiples, mais il est déjà permis d'assigner une origine parasitaire à certaines de leurs variétés. Déjà en 1883, dans sa thèse d'agrégation, M. Hutinel (1) disait avoir trouvé des micro-organismes dans les caillots des veines oblitérées chez les typhoïdiques atteints de phlegmatia alba dolens, et Dunin (2), en 1886, a décrit des microcoques venus sans doute par infection secondaire dans le caillot

(1) HUTINEL. — *Loco citato.*

(2) DUNIN. — Uber die Ursache eitriger Entzündungen und venen Trombosen in Verlaufe des abdominal Typhus. (*D. Archiv. f. klin. Medicin*, 1886. XXXIX.

d'une phlegmatia alba dolens observée chez un typhique.

D'autre part, dans un cas de phlegmatia survenu chez un tuberculeux à la période cachectique, nous avons, avec M. Chantemesse, trouvé le bacille de Koch sur un point de la veine thrombosée.

CHAPITRE VI

RAPPORTS DE L'ÉRYSIPÈLE ET DE L'INFECTION PUERPÉRALE

Érysipèle et suppuration.

Il n'est pas rare d'observer l'érysipèle chez la nouvelle accouchée, et la clinique a dès longtemps indiqué les rapports qui l'unissent à l'infection puerpérale.

Nous rappellerons d'abord les arguments cliniques invoqués en faveur de l'analogie de l'une et l'autre affection. Nous apporterons ensuite une série de faits et d'expériences personnels dans le but de prouver cette analogie.

Arguments cliniques.—Ils sont tirés : 1o de la coïncidence des épidémies de l'une et de l'autre affection; 2o des faits de contagion réciproque observés chaque jour entre les deux maladies; 3o de la présence fréquente chez la même femme de l'infection puerpérale et de l'érysipèle.

1o *La question de coïncidence* avait déjà été nettement posée par Masson (1) dès 1849. Cet auteur avait conclu à la

(1) MASSON. — Th. Paris, 1849. *De la coïncidence des épidémies de fièvre puerpérale et des épidémies d'érysipèle, de l'analogie et de l'identité de ces deux*

coexistence constante des deux maladies dans les mêmes localités, en se basant sur la statistique des hôpitaux et le dépouillement des observations publiées pendant une période de vingt années.

Dans un travail long et consciencieux, publié à Cincinnati en 1874, Minor (1) se fondant sur la statistique générale des États-Unis, donne les conclusions suivantes :

« La fréquence de l'érysipèle et de la fièvre puerpérale
« semble marcher de pair. Si, dans une localité, il y a aug-
« mentation du nombre des cas de l'une des maladies, il y a
« aussi augmentation concomitante de l'autre. »

« Là où il y a de l'érysipèle, on trouve aussi de la fièvre
« puerpérale. »

2° *Les faits de contagion réciproque* sont si nombreux qu'il n'est guère de médecin qui n'ait dû en enregistrer dans sa pratique. Le contage, dans certaines observations bien suivies, semble s'être opéré avec toute la précision d'une inoculation expérimentale. Maurice Raynaud (2) rappelle des faits de ce genre; telle l'histoire rapportée par Hutchinson, de deux médecins de campagne qui, après avoir opéré ensemble un érysipèle phlegmoneux, s'en retournèrent dans leur localité respective située à plusieurs milles de distance. Ils eurent chacun, au retour, un accouchement à pratiquer; les deux femmes traitées par eux moururent d'infection puerpérale dont il ne régnait pas d'épidémie dans la contrée.

Tout récemment, M. Hardy (3) rappelait à la tribune de

maladies.— Maurice-Raynaud.—Artic. Erysipèle *du Dictionnaire de médecine et de chirurgie*, 2, XIV, p. 44.

(1) Minor. — *Erysipelas and Childbed fever*. — Cincinnati, 1874.

2) Maurice Raynaud. — *Loc. cit.*

(3) Hardy. — *Académie de Médecine*, 5 juin, 1888, et Pihan-Dufeilly. *Union Médicale*, 1861.

l'Académie, un exemple de contagion des plus démonstratif, mis en évidence par lui il y a longtemps déjà, en 1861, lorsqu'il était médecin de l'hôpital Saint-Louis. Il était chargé, dans cet établissement, d'un service de maladies cutanées et d'un service d'accouchements. Des épidémies d'infection puerpérale sévissaient parfois chez les femmes en couches, et pour les arrêter, M. Hardy était obligé de fermer sa Maternité pendant quinze à vingt jours. En janvier 1861, une épidémie semblable s'étant déclarée, il crut pouvoir impunément changer l'ordre des salles. Il fit passer les malades atteintes d'affections cutanées dans le service des accouchées, et inversement les femmes en couches dans les salles de maladies de la peau. Les accouchées s'en trouvèrent très bien, car la fièvre puerpérale disparut; mais le plus grand nombre des autres malades portant des ulcérations cutanées, furent atteintes d'érysipèle, en séjournant dans la salle d'accouchements.

Ce qui se passait à l'hôpital Saint-Louis, il y a trente ans, s'y passe encore aujourd'hui; et récemment M. E. Vidal voyait, dans son service, une épidémie d'érysipèle sévir dans la salle des cutanées, à la suite du passage de femmes atteintes d'infection puerpérale.

L'histoire de *l'érysipèle des nouveau-nés*, qui coïncide souvent avec une infection puerpérale de la mère, fournit encore une preuve du contage réciproque de l'une et de l'autre affection.

3º *La coexistence, chez la même femme, de l'érysipèle et de l'infection puerpérale* est signalée dans beaucoup d'observations. En général, c'est après quelques jours de fièvre préalable que l'exanthème apparaît à la vulve pour gagner ensuite les parties environnantes.

Gusserow (1) chez dix femmes atteintes d'infection puerpérale, a vu, l'an passé, neuf fois l'érysipèle apparaître
avec semblable localisation. M. Netter nous a communiqué
deux cas de ce genre.

Ces érysipèles ainsi développés ne sont pas, comme on l'a
prétendu, une complication de l'infection puerpérale; ils en
sont une manifestation nouvelle.

La clinique nous démontre donc la coïncidence fréquente
de l'érysipèle et de l'infection puerpérale, mais cette coïncidence a été diversement interprétée par les pathologistes.
Les uns prétendent qu'en cas de contagion réciproque, l'infection de la nouvelle accouchée est toujours une septicémie
particulière, c'est un *érysipèle interne* fixé sur les organes
génitaux. Les autres, au contraire, concluent de ces faits à
l'analogie de l'érysipèle et de l'infection puerpérale vulgaire
avec suppuration. Admettre cette dernière proposition, c'est
admettre du même coup que l'érysipèle peut amener la suppuration; c'est enlever à l'érysipèle quelque chose de sa spécificité; c'est toucher à une question de doctrine encore controversée. C'est cette dernière proposition que nous essayerons
de soutenir.

Preuves microbiologiques. — Nepveu, dès 1870 (2),
avait signalé la présence de bactéries dans l'érysipèle.

En 1876, M. Bouchard (3) trouva, dans la sérosité des
phlyctènes, des microbes associés deux à deux ou en chaî-

____

(1) GUSSEROW. — Erysipelas und puerperal Fieber. (*Arch. f. Gyn.* XXI,
1889.)

(2) NEPVEU. — *Société de Biologie,* 1870.

(3) BOUCHARD. — *Cours de Pathologie générale,* 1880.

nettes, et fut le premier à bien voir leurs caractères morphologiques.

Doléris, dans sa thèse, en 1880, décrivit des microbes en
chaînettes dans les phlyctènes que portait un homme atteint
d'érysipèle de la face. Cet homme eut, à la suite de son érysipèle, seize abcès formés dans l'épaisseur du derme, mais
Doléris ne nous a pas renseignés sur la nature des microbes
que contenaient ces foyers de suppuration. Quant aux microbes en chaînettes rencontrés dans les phlyctènes, il les a
figurés dans son travail, en insistant sur leur ressemblance
avec le microbe trouvé dans l'infection puerpérale.

C'est Fehleisen (1) qui, ayant isolé en 1881 ce microbe en
chaînettes, lui assigna la propriété toute spécifique de déterminer toujours par inoculation à l'homme ou aux animaux
des plaques d'érysipèle typique (2).

Trois ans plus tard, Rosenbach retira du pus du phlegmon
un microbe également en chaînettes, ayant avec le premier
de grandes analogies morphologiques et biologiques, mais
s'en distinguant par ses qualités pyogènes : inoculé aux animaux, il causait toujours la suppuration. Cet organisme était
d'ailleurs le même que M. Pasteur avait déjà retiré, en 1879,
du pus de femmes atteintes d'infection puerpérale.

(1) FEHLEISEN. — *Verhandl. der Wurzburger med. Gesellsch,* 1881. *Deutsche
Zeitschr. f. Chirurgie.* Bd. XVI ; *Aetiologie des Erysipels.* Berlin, 1885.

(2) L'érysipèle expérimental obtenu ainsi par inoculation du microbe dans
le tissu cellulaire de l'oreille du lapin est calqué sur l'érysipèle humain.

Au bout de trente-six heures, l'oreille de l'animal devient chaude, rouge,
tuméfiée.

La consistance est celle de la plaque érysipélateuse, et la tuméfaction s'arrête suivant un bourrelet nettement dessiné. La température s'élève, et en
même temps que l'inappétence s'installe la diarrhée.

Dans les formes graves, la mort survient au bout de quelques jours ; dans
les formes bénignes, au bout de cinq ou six jours, la plaque s'affaisse, la peau
desquame et les poils tombent.

La microbiologie semblait donc avoir tranché nettement la question que la clinique avait posée sans la résoudre; elle paraissait démontrer la spécificité absolue du streptocoque de l'érysipèle qui, par inoculation, ne savait produire que l'érysipèle, tandis que le streptocoque du pus ne savait causer que la suppuration. Aussi, dans tous les livres de microbiologie, trouve-t-on décrits dans des chapitres spéciaux et sous des dénominations différentes, le streptocoque de l'érysipèle et celui de la suppuration. Denucé (1), dans sa thèse, alla plus loin encore et n'hésita pas à avancer, en 1885, que les cultures faites avec des liquides provenant d'une plaque érysipélateuse pouvaient faciliter singulièrement le pronostic de la maladie; que si la suppuration doit se produire, on trouve toujours, mélangés aux streptocoques de l'érysipèle, les micro-organismes pyogènes.

En ces derniers temps, la question de l'identité du streptocoque de l'érysipèle et du streptocoque du pus a été remise en question par des expérimentateurs se plaçant cette fois sur le terrain de l'infection puerpérale. Fraenkel, dès 1884, avait soupçonné les rapports existant entre les cocci de l'érysipèle phlegmoneux et ceux de la péritonite puerpérale, et Hartmann (2), en 1886, dans un travail très consciencieux, établissait expérimentalement le caractère érysipélateux de certaines formes d'infection puerpérale. Winckel (3), l'année suivante, confirmait les expériences d'Hartmann. Ayant isolé un streptocoque dans le pus ou le sang du cœur de trois

---

(1) DENUCÉ. — *Etude sur la pathogénie et l'anatomie pathologique de l'érysipèle*. Th. Paris, 1885, p. 32.

(1) HARTMANN. — *Archiv. f. Hygiene*. Bd. 7.

(2) WINCKEL. — *Zur Lehre von dem internen puerperalen Erysip. Verh. der deutschen Gesellschaft fur Gyn*. I. Congr., p. 78.

femmes atteintes d'infection puerpérale, il en injecta les cultures dans l'oreille des lapins. Il obtint toujours, de la sorte, un érysipèle typique. Injectées dans le péritoine, ces mêmes cultures n'occasionnèrent qu'une fois sur trois la péritonite purulente. De ces expériences, Winckel conclut que dans le virus de l'érysipèle se trouve l'agent pathogène le plus redoutable de l'infection puerpérale, et, comme Hartmann, sans oser généraliser, il avance seulement qu'il existe, dans beaucoup de cas, une grande affinité entre l'érysipèle et la fièvre puerpérale.

Dans une communication faite à l'Académie de Médecine, le 13 mars dernier, Doyen, de Reims, annonçait qu'en inoculant à l'oreille d'un lapin les germes de l'érysipèle, il avait vu se développer une dermite érysipélateuse, parfois suivie de mort. L'inoculation du streptocoque du pus lui donnait, par contre, en même temps qu'un petit abcès, un peu de rougeur, mais quelquefois aussi un véritable érysipèle bénin. Avec le streptocoque puerpéral, il obtenait également un petit abcès et un érysipèle constant, souvent mortel.

« On serait donc porté à confondre, dit Doyen, ces trois « streptocoques, que d'ailleurs il est impossible de distinguer « par l'examen microscopique aussi bien que par leurs cul-« tures. »

Nous-même (1), le 29 mai dernier, nous annoncions qu'ayant inoculé dans l'oreille du lapin le streptocoque de l'infection puerpérale, nous l'avions vu déterminer indifféremment une plaque érysipélateuse ou de petits abcès.

Nos expériences ont été pratiquées avec des cultures faites par ensemencement de produits pathologiques, provenant de

---

(1) *Bulletin de l'Académie de Médecine*, 27 mai 1888.

six femmes atteintes d'infection puerpérale. Cinq de ces femmes avaient succombé à la forme avec suppuration, une à la forme pseudo-membraneuse. En inoculant les cultures dans le tissu cellulaire de l'oreille du lapin, trois fois nous avons obtenu des plaques érysipélateuses sans suppuration, deux fois des foyers de suppuration sans érysipèle et une fois un petit abcès en même temps qu'une plaque d'érysipèle. Le détail de ces expériences est consigné à la fin des observations I, III, IV, VI, VIII, IX.

Ces résultats nous démontrent déjà que le streptocoque, retiré des plaques érysipélateuses, n'a pas la propriété spécifique que Fehleisen avait voulu lui trouver, car sur les trois cas d'érysipèle expérimental obtenus par nos inoculations, deux fois les cultures injectées avaient été fournies par ensemencement du pus des abcès. Des expériences de contrôle nous ont prouvé inversement que le streptocoque isolé des plaques d'érysipèle humain produisait parfois, par inoculation aux animaux, et la plaque érysipélateuse et le foyer de suppuration.

Inoculation avec le streptocoque retiré de la plaque érysipélateuse. — Ayant injecté dans le tissu cellulaire de trois lapins, des cultures du streptocoque de l'érysipèle, qui nous avaient été fournies au laboratoire de M. Pasteur, nous avons vu dans les trois cas se développer une plaque érysipélateuse autour du point inoculé ; mais, deux fois, en pratiquant des coupes sur l'oreille tuméfiée, nous avons trouvé la plaque farcie de petits abcès miliaires remplis de pus bien lié. Ce pus, aussi bien que l'œdème qui infiltrait les parties environnantes, contenait à l'état de pureté le streptocoque injecté, dont la nature nous fut révélée par la méthode des cultures.

Érysipèle et suppuration en dehors de la puerpéralité.
— De notre côté, nous avons étudié expérimentalement les
rapports de l'érysipèle et de la suppuration en dehors de la
puerpéralité, en faisant porter nos recherches sur deux cas
d'érysipèle terminés, chez l'homme, par suppuration. Dans ces
deux cas, aussi bien du sang de la plaque érysipélateuse que
du pus de l'abcès sous-jacent, nous avons retiré à l'état de
pureté, en opérant en temps opportun, le même streptocoque, identique par tous ses caractères. Chez un homme
soigné dans le service de M. Dieulafoy pour un érysipèle de
la face (Observation XXV) se développa, au cinquième jour
de l'infection, un petit abcès du volume d'une aveline, sous
la plaque érysipélateuse, au niveau de la paupière inférieure.
Le jour même où on diagnostiqua la suppuration, on pratiqua immédiatement une incision et on ensemença dans des
tubes différents, d'une part, le pus provenant des abcès,
d'autre part, des gouttes de sang puisées par piqûres au
niveau de la plaque érysipélateuse, en dehors des foyers de
suppuration. Tous les tubes indifféremment donnèrent des
cultures pures du même streptocoque.

Un premier lapin fut inoculé dans le tissu cellulaire de
l'oreille, avec une culture provenant du sang de la plaque
d'érysipèle. Au bout de vingt-quatre heures se développa une
rougeur diffuse, au-dessous de laquelle s'organisèrent de petits
foyers de suppuration. L'examen du sang de la plaque, aussi
bien que celui du pus des abcès, montrèrent au bout de trois
jours le streptocoque à l'état de pureté.

Un autre lapin fut inoculé de la même façon, avec une culture provenant cette fois du pus de notre malade. Sur l'oreille
apparut également, au bout de vingt-quatre heures, une
plaque érysipélateuse. Tout à fait aux confins de la plaque,

sur la racine de l'oreille, se développa un petit abcès du volume d'un pois. Le sang de la plaque examiné montra encore des microbes en chaînettes.

Voici un premier cas nous démontrant, par la microbiologie et l'expérimentation que, chez l'homme, on peut trouver le même streptocoque dans la plaque érysipélateuse et dans le foyer de suppuration sous-jacent.

Avec notre maître, M. Chantemesse, nous avons encore suivi l'évolution d'un érysipèle suppuré survenu chez un diabétique. L'histoire de ce malade offre un grand intérêt, tant en raison des résultats fournis par l'examen microbiologique, qu'en raison de l'épidémie dont son érysipèle a été la cause.

Un diabétique (Observation XXVI), portant quelques ulcérations localisées aux membres intérieurs, contracta, dans le service de M. Chantemesse, un érysipèle de la jambe droite, quelques jours après son entrée à l'hôpital. Au cinquième jour de son évolution, l'érysipèle, dont la marche avait été, jusquelà, franche et légitime, se mit à suppurer, et, en quarante-huit heures, le pus avait tellement gagné en étendue qu'on fut obligé d'inciser le phlegmon nouvellement formé. Le pus, ensemencé sur bouillon simple et sur gélose, fournit des cultures pures d'un streptocoque nullement différenciable de celui de l'érysipèle. Ce seul microbe avait suffi pour produire la suppuration, sans l'aide d'aucune autre bactérie pyogène. Dans ce cas encore, le même organisme avait donc déterminé le foyer de suppuration, après avoir causé la plaque érysipélateuse. Pour expliquer chez ce malade la double action du streptocoque, on pouvait incriminer le diabète qui prédispose, on le sait, aux suppurations; mais la petite épidémie dont ce cas fut l'origine, permet d'invoquer encore une autre cause : une modification dans la virulence du micro-organisme.

Cinq personnes en contact plus ou moins direct avec le malade furent frappées d'érysipèle. Deux infirmières qui le pansaient journellement furent atteintes, l'une, d'un érysipèle de la main, l'autre, d'un érysipèle de la face très grave. Une jeune femme, couchée dans la salle voisine et souffrant de néphrite syphilitique secondaire avec albuminurie et œdème des jambes, fut frappée d'érysipèle aux membres inférieurs et mourut en quelques jours.

La surveillante du service sortit un jour immédiatement après avoir soigné le malade, pour aller à l'autre extrémité de Paris, panser le doigt d'une fillette souffrant d'une simple tourniole. Deux jours après, un érysipèle se déclarait chez cette enfant qui succombait rapidement.

Enfin un étudiant du service contracta un érysipèle de la face très malin, avec albuminurie abondante. L'affection se termina par l'apparition sur le cuir chevelu de petits abcès, dont le pus contenait des streptocoques à l'état de pureté.

Ainsi, l'érysipèle grave de notre premier malade fut prétexte à l'éclosion de cinq érysipèles, graves également, puisque la mort frappa deux personnes sur cinq et menaça deux autres. Cet érysipèle s'était transmis au moins une fois avec ses qualités pyogènes. Nous en trouvons la preuve dans l'histoire de l'étudiant, atteint sous sa plaque érysipélateuse d'une complication rare, la suppuration du cuir chevelu.

De tous les faits jusqu'ici rapportés se dégage déjà cet enseignement précis, que ni le streptocoque retiré de l'érysipèle, ni celui isolé du pus, ne possèdent les caractères spécifiques qu'on avait voulu leur prêter tout d'abord. L'un et l'autre de ces microbes donnent alternativement naissance au pus ou à la plaque érysipélateuse. Cette double propriété, rapprochée de la coïncidence, fréquente en clinique, de l'érysipèle et de l'infection puerpérale vulgaire avec suppuration, plaide hautement en faveur de leur analogie; mais il manquait encore une preuve rigoureuse, levant tous les doutes et répondant à toutes les objections. En clinique, l'érysipèle a toujours tendance à produire l'érysipèle, témoin les épidémies de cette affection; en expérimentation, le streptocoque retiré d'une plaque érysipélateuse a plus de tendance à produire l'érysipèle que la suppuration, et inversement, le streptocoque retiré du pus détermine plus fréquemment la suppuration que l'érysipèle. Il y a plus, et cliniquement l'érysipèle grave se transmet avec ses caractères de gravité, expérimentalement le streptocoque retiré d'un érysipèle malin se reproduit, après inoculation, avec ses caractères de malignité. Comment expliquer ces faits, si ce n'est en prouvant par l'expérience qu'ils sont dus à une transformation de la virulence du même microbe? Il faut pour cela, qu'étant donné un streptocoque retiré d'un foyer de suppuration, on puisse, avec lui, après transformation artificielle de sa virulence, déterminer presque à coup sûr l'érysipèle.

Transformation de la virulence par passage dans le sang du lapin. — Nous avons imaginé, avec M. Chantemesse, un procédé qui nous a permis d'arriver à ce résultat. En faisant passer dans l'organisme du lapin le streptocoque retiré du pus, en même temps que nous avons exalté sa virulence, nous lui avons fait perdre ses qualités pyogènes, et nous l'avons rendu apte à produire l'érysipèle.

Nous avons opéré de la façon suivante : Dans une première série d'expériences, nous sommes partis d'une culture de streptococcus pyogenes, provenant d'une pleurésie purulente d'origine puerpérale (Observation VIII). Les microbes contenus dans le pus avaient conservé leurs qualités pyogènes, car, inoculé dans le tissu cellulaire de l'oreille d'un lapin immédiatement après son extraction de la plèvre, ce pus avait déterminé l'éclosion d'un petit abcès sans érysipèle. Son activité pathogène était d'ailleurs peu intense, car nous savons qu'inoculé dans le sang veineux d'un second lapin et dans le péritoine d'un troisième à la dose de 1 centimètre cube et demi, il n'avait produit aucune lésion (Observation VIII et Chapitre II).

Pendant cinq semaines, nous avons fait des cultures successives avec ce microbe retiré du pus. Au bout de ce temps, nous avons ensemencé à nouveau un tube de bouillon, et nous l'avons laissé cultiver pendant deux jours pour l'inoculer à la dose énorme de 5 centimètres cubes dans le sang veineux d'un lapin. L'animal mourut en quatre jours d'infection généralisée avec streptocoques dans tous les organes. Immédiatement après la mort, on ensemença des tubes de bouillon avec le sang du cœur qui donna des cultures pures du microbe en chaînettes.

Après deux jours de culture, on inocula ces bouillons dans le tissu cellulaire de l'oreille de deux lapins et dans le sang veineux d'un troisième, à la dose relativement faible de 1 centigramme. Chez les deux premiers se développa un érysipèle typique de l'oreille, grave apparemment, puisqu'ils moururent, l'un au bout de cinq jours, l'autre au bout de sept.

Chez le troisième, inoculé dans le sang, la mort survint avant que vingt-quatre heures ne se fussent écoulées. Malgré la rapidité de l'infection, les organes examinés se montrèrent pourtant farcis de streptocoques.

Ainsi il avait suffi de produire chez un lapin une septicémie mortelle, en forçant la dose d'inoculation, pour qu'à la suite de ce simple passage chez l'animal, le streptocoque venant du pus, ait, en abandonnant ses qualités pyogènes, acquis une virulence excessive et une aptitude toute particulière à faire de l'érysipèle. De plus, le micro-organisme était momentanément fixé dans cette virulence nouvelle, comme on dit en expérimentation; les faits suivants le prouvent. Au niveau de la plaque érysipélateuse des deux premiers lapins en expérience, nous avions, pendant la vie, puisé quelques gouttes de sang qui, ensemencées dans des tubes de bouillon, donnèrent des cultures pures du streptocoque. Les cultures inoculées dans le tissu cellulaire de l'oreille de trois nouveaux lapins déterminèrent encore trois plaques d'érysipèle typique. L'intensité de la virulence avait été transmise, car deux animaux moururent au bout de six jours, et le troisième au bout de sept jours. Chez l'un d'eux fut trouvé, dans la région latérale du cou, un petit abcès, gros comme une amande, contenant du pus blanc, crémeux et riche en streptocoques.

Dans une seconde série d'expériences, nous nous sommes servi de culture pure de streptocoques, provenant du pus d'une péricardite purulente; ces cultures nous avaient été obligeamment données par M. Straus. Inoculées dans le tissu cellulaire de l'oreille, elles n'avaient primitivement déterminé que la formation de petits abcès. Suivant la méthode précitée, nous avons injecté dans le sang d'un lapin quatre centimètres cubes de culture; l'animal mourut au bout de trois jours d'infection généralisée, avec formation de petits abcès dans le foie. Le sang du cœur fournit des cultures pures de streptocoque. L'inoculation de ces cultures à faible dose dans le tissu cellulaire de l'oreille de deux lapins ne produisit chez le premier aucune altération, mais causa chez le second un érysipèle typique et la mort au bout de six jours.

Ici encore, par le même procédé, nous sommes parvenu à donner au streptocoque du pus la propriété de faire l'érysipèle expérimental.

Tels sont les arguments nouveaux que nous apportons dans le débat. Ces arguments tirés de la clinique et de l'expérimentation permettent déjà de tirer les conclusions suivantes :

1º Le streptocoque qui occasionne la dermite érysipélateuse peut causer à lui seul la suppuration dans l'érysipèle phlegmoneux.

2º Avec le streptocoque isolé des humeurs d'une femme atteinte d'infection puerpérale, on peut produire l'érysipèle comme avec le streptocoque isolé d'une plaque érysipélateuse.

CONCLUSION GÉNÉRALE

Nous avons énoncé, à la fin de chacun des chapitres, les conclusions particulières tirées des faits que nous avancions.

De l'ensemble de cette étude se dégage cette conclusion générale qu'un seul organisme, le streptococcus pyogenes, suffit à produire les différentes formes cliniques et anatomiques aiguës ou chroniques de l'infection puerpérale vulgaire à porte d'entrée utérine. Il détermine la fausse membrane fibrineuse, le thrombus de la phlegmatia alba dolens, de simples altérations histologiques des parenchymes aussi bien que le pus des abcès. Le polymorphisme des lésions qu'il occasionne est le point le plus intéressant de son histoire.

Ces formes-morbides si diverses sont expliquées dans l'immense majorité des cas par les variations dans la virulence du microbe qui est leur cause commune.

Jusqu'à présent, dans l'étiologie des maladies infectieuses, on a coutume de compter seulement avec quatre facteurs : 1º la nature du microbe pathogène, 2º la quantité de germes infectants, 3º la porte d'entrée par laquelle ils pénètrent, 4º le terrain sur lequel ils évoluent. Il faut s'habituer à compter avec un cinquième : *la virulence*.

DEUXIÈME PARTIE

CARACTÈRES DU STREPTOCOQUE

OBSERVATIONS ET EXPÉRIENCES

CARACTÈRES MORPHOLOGIQUES ET BIOLOGIQUES DU STREPTOCOQUE ISOLÉ DANS NOS AUTOPSIES

Les caractères du microbe en chaînettes que nous avons retiré de nos autopsies de femmes mortés d'infection puerpérale, sont ceux du streptococcus pyogenes et du streptocoque de l'érysipèle. L'identité des caractères morphologiques et biologiques est absolue entre ces micro-organismes. Les chaînettes sont formées de trois, quatre, cinq et même dix microcoques. La forme de ces éléments unis bout à bout est souvent sinueuse. Les grains se disposent en général par paires, de sorte que la chaînette présente une série de diplocoques. Les dimensions des microcoques sont très variables. On avait voulu tout d'abord établir, entre le streptocoque de l'érysipèle et le streptococcus pyogenes, une distinction basée sur ce fait que les grains du premier sont beaucoup plus fins et plus réguliers que ceux du second. Mais rien n'est variable comme le volume des différents microcoques qui composent la chaînette.

Le streptocoque se colore facilement par les différentes teintures d'aniline. Nous avons dit que la nouvelle méthode de Weigert nous avait particulièrement réussi pour le colorer dans les tissus.

Dans le pus, le streptocoque se déforme et perd l'aspect régulier que l'on trouve dans les grains de la chaînette érysipélateuse, mais il n'y a pas là élément de différenciation. Il nous a suffi de transporter le streptocoque du pus sur gélose et d'en faire des cultures successives, pour retrouver les longues chaînettes régulières que forme le microbe de l'érysipèle.

Parfois les grains sont seulement groupés deux par deux, parfois même ils sont isolés. Cette différence dans leur agencement avait fait croire autrefois que les points doubles ou les points simples étaient des organismes différents de la chaînette, et que chacun d'eux pouvait déterminer une forme différente d'infection puerpérale.

L'examen plus complet des faits, facilité par les nouvelles méthodes de culture, a prouvé qu'il s'agissait dans tous ces cas des
mêmes organismes dont le groupement seul était différent (1).

Il y a plus encore. Bien que la disposition en chaînettes soit le
caractère morphologique le plus important de l'organisme qui nous
occupe, nous avons pu lui faire perdre cette tendance à se grouper
de la sorte. Il nous a suffi pour cela de le cultiver sur pomme de
terre en tube fermé, suivant la méthode de Roux. Si, au bout de
quinze jours ou trois semaines de séjour à l'étuve à 37°, on fait une
préparation en raclant la surface de la pomme de terre ainsi ensemencée, on trouve encore des microcoques qui se sont développés
sans donner de culture apparente à l'œil nu, mais ils ont perdu
leur groupement en chaînettes, pour se disposer en grappe à la
façon des staphylocoques. Dans ces conditions, le microbe n'est
cependant pas fixé en staphylocoque, il ne peut transmettre hérédi-
tairement à ses descendants la faculté de se grouper de la sorte, il
n'y a pas pour lui *transformisme* véritable, car si on ensemence des
bouillons de viande peptone ordinaire avec cet organisme venu de
la pomme de terre, la chaînette réapparaît dans ce nouveau milieu.

Le streptocoque se développe à la température ordinaire sur les
différents milieux employés en microbiologie ; il cultive bien, surtout
entre 30 et 35°. Il est à la fois aérobie et anaérobie. Inoculé en
pointe, à l'aide d'un fil de platine dans la profondeur de la gélatine,
il donne, suivant le trait d'inoculation, des colonies toutes petites,
transparentes, grosses comme une petite tête d'épingle. Inoculé ou
strié sur des tubes de gélatine inclinés, il fournit en surface des
colonies petites, sphériques, de couleur blanche, gardant la même
forme, s'étendant fort peu et dont le volume ne dépasse pas celui de
la tête d'une épingle.

Sur les tubes de gélose inclinés, laissés à la température de 37°,
la culture est souvent plus caractéristique. Les colonies sont plus
volumineuses, plus confluentes, plus transparentes. Elles forment
dans leur ensemble une large traînée irisée et déchiquetée sur ses
bords. Cet aspect a été comparé à celui que présente une feuille
de fougère ; il apparaît plus ou moins facilement, suivant la qualité
de la gélose employée.

Dans le bouillon, notre streptocoque cultive sans le troubler, mais

(1) ARLOING, — *loc. cit.* — F. WIDAL, *loc. cit.*

en déposant au fond du tube des flocons blanchâtres, composés de longues chaînettes de microcoques. Ces flocons se pulvérisent par agitation dans le liquide, mais se dissolvent difficilement.

Au bout de quelques semaines, les cultures perdent leur virulence à l'égard des animaux. Certains bouillons perdent même, au bout de ce temps, la faculté de germer par ensemencement dans de nouveaux milieux. Cette propriété se perd beaucoup plus vite lorsque la culture a été faite à la surface de milieux solides, tels que gélatine ou gélose.

L'activité du streptocoque se perd, en effet, rapidement, par la dessiccation, comme l'a démontré Truchot (1).

Le séjour d'une culture pendant dix minutes à la température de 80° suffit pour la stériliser.

Tels sont les caractères morphologiques et biologiques du streptocoque que nous avons isolé dans nos différentes autopsies d'infection puerpérale.

(1) TRUCHOT. — Th. Lyon 1884.

OBSERVATIONS

OBSERVATION I. — *Infection puerpérale.* — *Début le second jour après l'accouchement.* — *Mort au dix-septième jour de l'infection.* — *Suppuration péri-utérine.* — *Streptocoques dans le pus et les tissus.*

D..., 38 ans, ménagère, entre le 17 novembre 1887, salle Roux, lit n° 16, hôpital Saint-Antoine.

Le 10, à 6 heures du matin, elle est accouchée pour la huitième fois, à terme, d'un garçon vigoureux. L'accouchement fut facile et naturel, mais aucune précaution antiseptique ne fut prise par la sage-femme qui l'assistait.

Le 11, au matin, lendemain de l'accouchement, grand frisson qui dure une demi-heure, avec claquements de dents. Une fièvre intense est constatée par la sage-femme.

Le 12. — La fièvre s'accentue et la malade entre dans un état d'abattement profond.

Le 17. — Entrée de la malade à l'hôpital, au huitième jour après l'accouchement et septième jour de l'infection. Facies grippé, teinte sub-ictérique. Douleurs à la pression de chaque côté de l'utérus. Le foie et la rate ne paraissent pas hypertrophiés. Pas de lochies. Temp. 39°2, inappétence complète.

18 et 19. — Quelques vomissements verdâtres. La diarrhée fait place à la constipation. Pas de ballonnement abdominal. Les douleurs péri-utérines persistent au palper et au toucher. Injections intra-utérines trois fois par jour, et lavages vaginaux continus.

20 et 21. — Grande amélioration dans l'état général ; la température est tombée à 37°.

22. — Le soir, la température remonte à 40°. Frissons, dyspnée, respiration soufflante aux deux bases.

23. — Aggravation de tous les symptômes. Frissons. Le facies est très grippé. Les douleurs abdominales péri-utérines sont très violentes. Diarrhée. La température monte à 41° et y reste.

24, 25, 26. — Mêmes symptômes, même température. Respiration soufflante aux deux bases. Râles disséminés dans toute la hauteur des deux poumons.

27. — Même état. Malgré sa fièvre et son état de prostration, la malade conserve toute sa connaissance. Mort à 1 h. 1/4 de l'après-midi.

Nous avons ensemencé, dans des tubes de bouillon peptone, du sang de la rate retiré avec un trocart stérilisé immédiatement après la mort, grâce à l'obligeance de notre collègue et ami Wickham. Ces tubes sont restés stériles.

AUTOPSIE. — *Utérus*. Gros, flasque.

Des mucosités recueillies à la surface de la muqueuse utérine et étalées sur des lamelles se montrent remplies de streptocoques. Rien aux trompes. Pus dans le ligament large du côté droit, et ganglions suppurés ayant la forme de grands foyers. Derrière l'aileron moyen, abcès volumineux. Adhérences du péritoine en ce point. La séreuse forme pont au-dessus de l'abcès, mais elle n'est que congestionnée et ne présente pas de suppuration à sa surface.

Ligament large gauche : Trois petits ganglions suppurés. Pas d'adhérence du péritoine à leur niveau.

Péritoine. — Pas de pus dans la grande cavité; simple congestion, nous le répétons, au niveau des points sous-jacents suppurés.

Foie. — Volume normal, consistance molle, coloration pâle. Quelques marbrures à la surface, elles sont le fait de petites ecchymoses sous-capsulaires.

Rate. — Légèrement augmentée de volume, consistance à peu près normale.

Reins. — Substance corticale blanche, se décortiquant facilement.

Poumons. — Congestionnés. De la base au sommet, ils sont farcis d'îlots de splénisation de teinte foncée et de consistance dure, sans suppuration péri-bronchique.

EXAMEN HISTOLOGIQUE ET MICROBIOLOGIQUE. — *Utérus.* — Les fentes lymphatiques sont gorgées de chaînettes; on en voit également entre les faisceaux conjonctifs épaissis. Quelques veinules thrombosées, remplies de globules rouges ou de détritus granuleux, renferment des chaînettes qui tapissent leur surface interne. Quelques chaînettes seulement pénètrent dans le caillot.

Foie. — Chaque lobule apparaît comme formé de deux parties distinctes, une centrale de coloration foncée, l'autre périphérique d'aspect clair, confinant aux espaces-portes. Infiltration leucocytique très abondante, surtout à la périphérie.

Les espaces-portes sont remplis par des cellules embryonnaires et sont parcourus par des canalicules biliaires de nouvelle formation.

Les cellules ont perdu leur aspect rayonné à partir du centre, et sont disposées sans ordre, en formant des travées irrégulières, si bien qu'en certains points elles forment comme des foyers d'hyperplasie nodulaire. Les capillaires sont très dilatés, surtout en certains endroits, près des veines sus-hépatiques, lorsque celles-ci sont thrombosées. Ils sont alors gorgés de globules rouges.

Amas de chaînettes, dont quelques-uns sont très volumineux, dans la lumière de certains capillaires distendus à ce niveau. Ils paraissent ainsi enclavés entre deux rangées de cellules hépatiques. Autour de ces amas, quelques chaînettes isolées rayonnent dans les capillaires voisins.

On ne trouve que quelques veinules sus-hépatiques thrombosées à leur centre, tapissées par ces streptocoques sur leur tunique interne. Autour de ces vaisseaux rayonnent en masse des microcoques dans les capillaires circonvoisins gorgés de globules rouges.

Rate. — Entre les cellules de Malpighi, on trouve dans les capillaires de nombreux amas de streptocoques, semblables à ceux que nous venons de décrire, entre les cellules hépatiques.

Rein. — Quelques chaînettes au milieu du détritus granuleux des tubuli contorti.

Poumons. — Petits foyers de broncho-pneumonie et surtout grands foyers de splénisation.

Presque toutes les alvéoles sont atteintes de pneumonie épithéliale. Les capillaires congestionnés font saillie dans l'aire de l'alvéole, qui est remplie par des cellules épithéliales desquamées devenues vésiculeuses, par des leucocytes, des globules rouges et une substance granuleuse.

En certains points, plusieurs alvéoles au voisinage les unes des autres, contiennent en outre dans leur centre des fibrilles de fibrine formant réseau. Les parois de ces alvéoles sont très épaissies et infiltrées de leucocytes, qui forment parfois de véritables amas entre ces alvéoles.

Des chaînettes se voient dans les capillaires de certaines parois alvéolaires, et il est des parois qui contiennent dans leur intérieur des amas énormes de streptocoques, compris entre les cellules épithéliales desquamées, les globules blancs et les globules rouges.

CULTURES. — Les ensemencements faits sur bouillon et sur gélose avec du pus, du sang du cœur, des fragments d'utérus, de poumon, de rein, de foie, de rate, donnèrent des cultures de streptocoques pyogènes. La plupart des tubes fournirent des cultures pures. Quelques-uns seulement des tubes de gélose donnèrent, au milieu des colonies fines de streptocoques, quelques colonies peu nombreuses dues à des germes étrangers.

EXPÉRIENCES. — Un lapin, inoculé dans le tissu cellulaire de l'oreille, avec du bouillon vieux de trois jours et ensemencé avec des streptocoques venant du pus, eut, au point d'inoculation, de petits abcès contenant du pus épais, de consistance caséeuse. Ouverts au bout de quatre jours, ces abcès ne renfermaient plus de streptocoques. L'animal ne succomba pas.

OBSERVATION II. — *Infection puerpérale. — Début deux jours après l'accouchement. — Mort au quatrième jour de l'infection. — Péritonite suppurée généralisée. — Pas trace de pus dans les autres tissus. — Streptocoques retirés du pus, du sang et des organes.*

Marie L..., 26 ans, cuisinière, entre le 18 avril 1888, salle Aibert, n° 69, à l'hôpital Saint-Louis.

Cette femme avait accouché le 15 au matin. Le 17, elle fut prise de fièvre et de frissons. Ce fut la raison de son transfert dans le service de M. E. Vidal.

Le 18, à l'entrée : figure altérée, traits tirés, pommettes rouges, langue sèche. Ventre douloureux, modérément ballonné. Diarrhée abondante, fétide. Insomnie. Pas de vomissements. Lochies peu abondantes, non fétides. Température soir 40°2. Traitée par les injections intra-utérines et le sulfate de quinine.

Le 19. N'a pas dormi pendant la nuit. L'état général est identique à ce qu'il était hier. Ventre un peu plus ballonné. Diarrhée continue, abondante. Vomissements verdâtres, puis noirâtres dans l'après-midi. La malade s'inquiète de son état. Pouls petit, précipité. Température le matin 39°, et le soir 37°8.

20 avril. Facies profondément altéré, grippé ; langue sèche, mains froides, sueurs froides. Les vomissements sont continus, noirâtres. Diarrhée abondante. Ballonnement considérable du ventre. Nombre des respirations, 35 par minute. Pouls filiforme. Temp., 37°2 le matin, 38°6 le soir. Mort à 1 heure du matin.

AUTOPSIE. — Toute la cavité du petit bassin, ainsi que les fosses iliaques, sont remplies d'un liquide séro-purulent, dans lequel nagent d'épaisses fausses membranes jaunâtres, fibrino-purulentes. A la surface des intestins, fausses membranes de même nature.

Le foie et la rate sont entourés également de fausses membranes qui forment capsule autour d'eux.

La trompe et l'ovaire du côté droit sont entourés de fausses membranes puriformes épaisses. Le pavillon de la trompe droite est rouge, enflammé. La partie tubaire de la trompe est augmentée de volume. Elle est remplie de pus, ce que l'on constate aisément par une coupe transversale.

La trompe gauche est normale extérieurement et à la coupe. Le point de départ de la péritonite semble donc siéger dans la trompe du côté droit.

L'utérus est globuleux, gros comme les deux poings réunis. La cavité utérine est vide : pas de caillots, pas de débris placentaires, plus de vestige d'insertion placentaire. La muqueuse, à l'œil nu, paraît absolument saine. Les parois utérines présentent vers le fond une épaisseur de trois centimètres au moins. Elles paraissent absolument saines à la coupe. En aucun point des parois on ne peut faire sourdre sur une surface de coupe la moindre gouttelette de pus par les sinus béants.

Pour trouver du pus il faut arriver à la partie moyenne de la trompe du côté droit, et au pavillon du même côté où on le voit infiltré en foyer.

Micro-organismes très nombreux à la surface de la muqueuse utérine ; ils sont rares à l'intérieur du tissu utérin. On trouve çà et là, surtout au voisinage de la trompe qui a suppuré, des chaînettes infiltrées à l'intérieur des fentes lymphatiques.

La rate est volumineuse, noire, molle et diffluente.

Les reins sont petits, décolorés ; la substance corticale est d'un blanc jaunâtre ; ils se décortiquent facilement.

Cœur normal, pas de lésions, toutes les cavités sont remplies de caillots cruoriques.

La moelle des os, examinée dans le tibia, présente une consistance et une coloration normales.

Il n'y a donc de pus que dans le péritoine.

Foie gras, gros et décoloré. Chaque lobule est nettement circonscrit par une bande étroite de cellules hépatiques tombées, les unes en dégénérescence graisseuse, les autres en une sorte de dégénérescence vitreuse. Elles sont entremêlées à des cellules embryonnaires qui partent des espaces-portes, où elles sont en quantité considérable, pour s'infiltrer dans les fissures-portes.

En certains points, les groupes de cellules embryonnaires assez volumineux forment travée entre les lobules.

Certaines veines sus-hépatiques sont thrombosées, remplies de globules rouges, de fibrine granuleuse et de leucocytes.

Les cellules sont très pigmentées et entre elles serpentent quelques cellules embryonnaires.

Les microbes sont en petit nombre ; on les trouve espacés dans les veinules thrombosées, et c'est seulement dans les capillaires, situés autour de ces veines malades, que l'on voit serpenter quelques chaînettes.

Rate. — Streptocoques dans quelques veines thrombosées.

Reins. — L'épithélium des tubes est en dégénérescence granuleuse ; légère infiltration des cellules embryonnaires autour des glomérules et des tubes. Pas de microbes.

Poumons. — Ils ne sont pas seulement congestionnés, mais criblés en certains points de petits foyers d'apoplexie miliaire, gros comme une tête d'épingle ou une petite lentille.

Leur constitution histologique est celle de tout foyer d'apoplexie pulmonaire.

Les capillaires des alvéoles sont remplis de globules rouges.

Les alvéoles sont pleines de globules massés en telle proportion

W   8-A

que ces globules, de sphériques, sont devenus polyédriques par pression réciproque.

Les petites branches de l'artère ou des veines pulmonaires sont également remplies de globules rouges. On trouve aussi quelques leucocytes. En cherchant avec soin, au milieu du foyer, on arrive souvent à trouver un vaisseau dont les parois et le contenu sont infiltrés de streptocoques.

EXAMEN MICROBIOLOGIQUE. — Le produit du raclage de la muqueuse utérine, étalé sur lamelles, montre des chaînettes innombrables et dans un état de pureté parfait.

Les fausses membranes du péritoine étalées sur lamelles donnent également des chaînettes à l'état de pureté, mais en bien moins grand nombre qu'à la surface de la muqueuse utérine.

Des ensemencements faits sur bouillon et sur gélose, avec le pus, le sang du cœur et des fragments d'organes, donnent, dans beaucoup de tubes, le streptocoque à l'état de pureté. La rate seule n'a donné aucune culture, tant sur bouillon que sur gélose.

EXPÉRIENCES. — *Expérience A.* — Un lapin est inoculé dans le tissu cellulaire de l'oreille le 25 avril, avec une culture vieille de trois jours. Au bout de deux jours se développe un petit abcès et autour de lui une plaque érysipélateuse. On trouve, par la culture, des streptocoques au niveau de cette plaque. L'animal guérit.

Expérience B. — Une souris blanche est inoculée le même jour dans le tissu cellulaire avec la même culture ; elle meurt de septicémie au bout de deux jours. On trouve des streptocoques à l'état de pureté dans les organes et dans le sang du cœur.

OBSERVATION III. — *Infection puerpérale à forme péritonitique. — Suppuration dans le péritoine. — Pas de suppuration ailleurs, si ce n'est dans quelques lymphatiques de l'utérus. — Streptocoques dans le pus et dans les organes.*

G. Joséphine entre à l'hôpital Necker, dans le service de la Crèche, le 14 juillet 1888. Cette femme est accouchée laborieusement le 9 juillet. Elle a eu une large déchirure du périnée. Trois jours avant son entrée, le 11 juillet, soit deux jours après son accouchement, elle a été prise de frissons et de fièvre. A l'entrée, large plaie gangréneuse du périnée. Température élevée. Ventre ballonné.

Les jours qui suivent, la fièvre reste intense, entrecoupée de frissons; le ventre est de plus en plus ballonné, douloureux. Souffle à la base du poumon droit le 18 juillet. La mort survient le 19 juillet; la malade avait gardé toute sa connaissance.

AUTOPSIE, *faite par nous*. — Péritonite généralisée. Fausses membranes en abondance. Plusieurs litres de pus épanchés dans le petit bassin. Périhépatite très intense. Fausses membranes recouvrant le foie dans toute son étendue.

Utérus très volumineux, gros environ comme trois poings. Les parois ont environ deux centimètres et demi d'épaisseur. La surface de la cavité présente un détritus putrilagineux brunâtre, d'aspect fibrineux. Les vestiges de l'insertion placentaire sont visibles encore sur le fond de l'utérus. Les sinus paraissent sains pour la plupart et ne présentent pas de pus sur leur coupe. En multipliant les coupes sur les parois utérines, on finit cependant par trouver, au voisinage du relief placentaire, deux ou trois gros lymphatiques renfermant du pus.

EXAMEN HISTOLOGIQUE ET MICROBIOLOGIQUE. — *Utérus*. — Dans les fentes lymphatiques avoisinant les sinus suppurés, sont logées quelques chaînettes qui, en certains points, sont même relativement confluentes. A la surface de la muqueuse apparaissent des chaînettes et quelques bâtonnets; les chaînettes seules pénètrent les tissus; les bâtonnets restent fixés à la muqueuse.

Poumons. — Très congestionnés dans toute leur étendue, ils sont d'un rouge noir, de consistance très dure ; ils semblent présenter une zone de splénisation dans une partie de leur étendue. On sent par la palpation, comme de petits noyaux infiltrés dans le parenchyme.

Leur lésion offre le plus grand intérêt. A l'œil nu et à un examen superficiel, ils paraissent seulement congestionnés ou atteints de splénisation ; mais si, après avoir fait durcir un morceau du parenchyme dans l'alcool, on en pratique une coupe au rasoir et qu'on examine avec soin la surface ainsi rafraîchie, on voit qu'elle est parsemée de petits îlots noirâtres, gros comme une tête d'épingle ou une très petite lentille. Ces îlots ainsi disséminés au milieu des alvéoles pulmonaires vides, donnent assez bien, à une coupe montée et vue seulement par transparence, l'aspect d'une dentelle de tulle dont ils représenteraient les grains. Au microscope, ces petits îlots montrent les lésions classiques de l'apoplexie pulmonaire.

Les capillaires sont très congestionnés, les alvéoles remplies de globules rouges si confluents qu'ils sont polyédriques par pression réciproque. Les bronchioles et artérioles avoisinantes sont remplies également de globules rouges. Quelques alvéoles entourant le noyau d'apoplexie pulmonaire sont atteintes de congestion pure et simple, ou bien offrent les lésions de la pneumonie épithéliale. C'est donc une fausse apparence de splénisation que présente le poumon à un examen superficiel : il est farci de foyers d'apoplexie miliaire difficiles à voir à l'œil nu.

Les microbes en chaînettes sont rares dans ces noyaux. On trouve une série d'alvéoles remplies de globules rouges et ne renfermant pas un seul microcoque. En cherchant avec attention, on finit par rencontrer, au milieu de certains foyers, une petite artériole pulmonaire contenant des streptocoques adhérents à sa surface interne, ou disséminés entre les globules rouges qu'elle contient. Autour de quelques-unes de ces artérioles, on voit une accumulation de globules rouges et de leucocytes infiltrés d'une masse de streptocoques.

Reins. — Mous, volumineux, blancs à la périphérie ; la substance corticale est blanche, jaunâtre dans toute son étendue, parcourue par de petites stries rougeâtres, parallèles aux pyramides de Ferrein. La substance médullaire est très rouge, congestionnée.

Foie. —2,060 grammes. Décoloration presque complète. Sur une coupe on ne voit que du tissu jaune, avec quelques petites lignes hémorragiques qui semblent siéger toutes autour des lobules. Les lobules, qui ont une coloration uniforme dans toute leur étendue, sont parfaitement circonscrits par une limite réfringente quelque peu vitreuse, et qui semble s'écarter lorsqu'on exerce une traction sur la surface de coupe. Chaque lobule paraît augmenté de volume. Le parenchyme hépatique, dont les lobules sont ainsi nettement encerclés, présente absolument l'aspect du foie du cochon. En certains points, surtout à la périphérie, on voit les lobules circonscrits, non plus par cette zone claire réfringente, mais par un anneau hémorragique ayant même topographie autour du lobule. Cette zone hémorragique semble même avoir disséqué et isolé certains d'entre eux. Au niveau du lobe gauche, en certains points, le foie prend l'aspect du foie cardiaque. C'est alors que les lobules, restant toujours limités par la zone que nous avons décrite, présentent à leur centre, autour de la veine sus-hépatique, une zone de congestion très marquée, apparaissant sous forme d'une tache rouge qui donne au foie l'aspect du foie muscade. Au-dessous de la capsule de Glisson le foie prend un aspect hémorragique.

En certains points, près du bord postérieur, le pourtour des lobules est dessiné par des lignes hémorragiques polygonales tellement nettes, qu'ils prennent l'aspect d'une mosaïque, chaque polygone ayant un point central rouge qui est la veine sus-hépatique.

L'examen histologique explique parfaitement les lésions que l'on voit à l'œil nu. La grande majorité des lobules présente à leur périphérie une simple dégénérescence granuleuse des cellules qui forment bordure. Nulle part on ne trouve de dégénérescence graisseuse.

Dans certaines fissures-portes, quelques fibrilles conjonctives très fines, partant des espaces, servent, en même temps que les cellules dégénérées, à délimiter les lobules. Les cellules dégénérées donnent au lobule à sa périphérie une grande fragilité, et c'est là ce qui explique pourquoi certains lobules sont entourés par une fente visible, qui les isole et qui les énuclée pour ainsi dire des lobules voisins.

Au centre de certains lobules, les veines sus-hépatiques sont remplies de sang et gorgées de globules rouges. Tous les capillaires qui entourent cette veine regorgent également de globules, et les cellules hépatiques qu'ils entourent sont fortement colorées par le pigment sanguin. C'est ce qui explique l'aspect rouge central de certains lobules.

Pour en finir avec cette topographie des lésions, nous ajouterons qu'à la périphérie de certains lobules, dans les fissures-portes, on aperçoit de petites veinules remplies de globules rouges. C'est là ce qui explique encore cette ceinture qui, sous forme d'une bande rouge étroite, entoure certains lobules.

L'ordination des cellules hépatiques est peu dérangée. Beaucoup sont hypertrophiées et présentent deux noyaux dans leur intérieur. Entre elles serpentent des capillaires distendus, et des cellules embryonnaires sont semées en nombre très restreint.

Sur les coupes colorées par la méthode de Weigert, en cherchant bien, on n'aperçoit que fort peu de chaînettes, disséminées sans ordre dans les capillaires intra-lobulaires, autour des veines sus-hépatiques.

Cœur. — Endocarde sain ; le myocarde décoloré présente une teinte feuille-morte.

Vessie. — Normale.

Rate. — Moyennement volumineuse, molle, diffluente. Congestion des petits vaisseaux. Pas de streptocoques.

CULTURES. — Le sang du cœur, des fragments d'organes (utérus, poumons, foie, reins, rate), ensemencés sur bouillon et agar, donnèrent des cultures impures du streptocoque. Des bâtonnets de la putréfaction étaient mélangés au streptocoque ; les cultures faites avec le pus du péritoine étaient surtout impures ; elles contenaient sans doute des microbes venus de l'intestin.

EXPÉRIENCE. — Le 28 juillet, on inocule, dans le tissu cellulaire de l'oreille d'un lapin, quelques gouttes d'une culture dans le bouillon de streptocoques retirés du pus des poumons, après épuration par la méthode des plaques. Ce bouillon d'inoculation était réensemencé depuis trois jours.

Deux jours après l'inoculation, le 30 juillet, l'oreille devint rouge, tombante, œdémateuse, et il se développa une plaque d'érysipèle typique au point d'inoculation.

Le 5 août l'oreille commença à desquamer et l'animal guérit.

OBSERVATION IV. — *Infection puerpérale à forme pyohémique. — Abcès du poumon. — Début trois jours après l'accouchement. — Mort après neuf jours d'infection. — Salpingite suppurée. — Péritonite suppurée. — Streptocoques dans le pus et les organes démontrés par les cultures et les coupes histologiques.*

Grâce à l'obligeance de notre collègue Courtois-Suffit, nous avons pu pratiquer, le 24 mars dernier, à l'hôpital Lariboisière, l'autopsie d'une femme morte la veille, douze jours après son accouchement chez elle et neuf jours après le début de son infection. Elle avait eu des frissons répétés et une fièvre ardente s'élevant à 40°, et au delà.

Nous donnerons seulement les détails de son autopsie.

Autopsie. — *Péritoine.* — Il est rempli de pus. Des fausses membranes fibrineuses agglutinent les anses intestinales. Le pus est surtout épanché en grande quantité dans le petit bassin autour de l'utérus. Des masses fibrino-purulentes recouvrent ou encapsulent tous les organes compris dans la cavité abdominale ; c'est ainsi que l'on observe une péri-splénite et une péri-hépatite très marquées ; à l'intérieur du péritoine on trouve quelques kystes fibrino-purulents, tenant au reste de la séreuse par un court pédicule.

Utérus. — Volumineux.

Très peu de pus dans la cavité utérine, dont le fond est tapissé par des fausses membranes fibrineuses d'aspect diphtéritique, qui sont comme incrustées dans le tissu utérin et sont difficiles à détacher. Coloration blanchâtre et consistance molle du tissu utérin, dont les sinus sont moyennement béants. En multipliant les coupes sur le parenchyme utérin, on ne trouve de pus que dans les sinus situés dans l'angle supérieur du côté gauche, au voisinage de la trompe de ce côté ; on n'en trouve pas la moindre goutte dans les sinus qui avoisinent la muqueuse.

Cette trompe du côté gauche est remplie de pus enkysté.

La portion du péritoine qui correspond à la trompe est tapissée de fausses membranes fibrino-purulentes très épaisses.

Il semble que la péritonite ait débuté en ce point et que son origine ait été la suivante : endométrite diphtéritique et purulente ; propagation de l'infection et de la purulence par la trompe du côté gauche, salpingite, péritonite.

La trompe du côté droit et les sinus qui lui correspondent sont absolument vides de pus. Soit dans le plexus utéro-ovarien, soit dans les veines du voisinage, on ne trouve nulle part trace de phlébite.

Rate. — Volumineuse, molle et diffluente.

Foié. — De volume normal. Décoloré en certains points. Congestion au centre des lobules. Autour de la veine sus-hépatique, taches ecchymotiques sous-capsulaires.

Cœur. — Mou, flasque, décoloré ; pas trace d'endocardite.

Reins. — Volumineux, mous, blancs à la périphérie, se décortiquent facilement.

Poumons. — Le gauche est simplement splénisé à la base. Le droit est farci de petits abcès dont le volume varie de celui d'un pois à celui d'une noisette. Beaucoup pointent à fleur de plèvre; ils sont remplis d'un pus jaune, crémeux, bien lié.

EXAMEN HISTOLOGIQUE ET MICROBIOLOGIQUE. — *Utérus.* — A la surface de la muqueuse se dessinent des microbes en quantité énorme. Il en est qui se présentent en formant une couche épaisse. Les chaînettes constituent la majeure partie de ces micro-organismes. Mais elles sont entremêlées de bâtonnets et de diplocoques ovalaires.

Dans le muscle utérin, les microbes sont en très petite quantité; il faut multiplier les coupes pour en rencontrer, et lorsqu'ils apparaissent, c'est sous forme de petites chaînettes comprises dans des capillaires lymphatiques, ou entre les faisceaux conjonctifs.

Les coupes qui intéressent à la fois et le muscle et la muqueuse utérine, montrent que les bâtonnets restent toujours à la surface de la muqueuse, et que nulle part ils ne pénètrent dans le muscle utérin. Dans les points de l'utérus où se sont creusés des foyers de suppuration, chaînettes en quantité innombrable, infiltrées au milieu de globules de pus.

Foie. — Les lésions histologiques diffèrent suivant les lobules que l'on examine.

La plupart des lobules se font remarquer seulement par une dégénérescence graisseuse des cellules de leur périphérie, et par une infiltration de cellules embryonnaires partant de la périphérie.

Quelques-uns présentent la lésion suivante :

Autour de veines sus-hépatiques gorgées de globules rouges comme centres, irradient des espaces remplis de globules, au milieu desquels on aperçoit des cellules hépatiques éparses, séparées les unes des autres, qui semblent semées au milieu de cette masse sanguine. Ces cellules sont déformées, aplaties qu'elles sont dans tous les sens par la masse de globules qui les entourent; elles présentent de plus des lésions dégénératives. Beaucoup sont en dégénérescence granuleuse, mais beaucoup ont une coloration très foncée, imprégnées qu'elles sont par la matière colorante du sang. En un mot, le parenchyme hépatique présente en ce point l'aspect d'un tissu caverneux.

Là où cette hémorragie intra-parenchymateuse s'arrête, les capillaires apparaissent distendus entre les cellules hépatiques qu'ils écartent largement les unes des autres.

En résumé cette hémorragie intra-cellulaire peut être considérée comme un véritable foyer apoplectique, comparable à ceux que l'on observe dans les poumons.

Les coupes colorées par la méthode de Weigert ne montrent que fort peu de micro-organismes. Quelques chaînettes seulement se dessinent sur les parois de quelques veines sus-hépatiques.

Reins. — Les cellules des tubuli contorti sont, les unes à l'état de tuméfaction trouble, les autres en dégénérescence granuleuse, surtout dans leur partie qui regarde la lumière des tubes.

Le noyau de beaucoup d'entre elles ne se colore plus.

L'interstice de séparation ne se perçoit plus.

Les glomérules sont relativement sains ; quelques cellules seulement prolifèrent à la surface interne de la capsule de Bowman. Les tubes droits sont sains.

En quelques points seulement, dans la lumière des tubuli malades, au milieu de détritus granuleux provenant de la fonte des cellules, apparaissent quelques groupes de chaînettes, les unes formées de grains nombreux, les autres réduites à quatre, trois ou deux microcoques.

Poumons. — Les parois des abcès sont tapissées de globules de pus et de cellules embryonnaires, et farcies de microbes en chaînettes. Les alvéoles de voisinage ont leurs parois infiltrées de cellules embryonnaires, et dans leur aire quelques-unes contiennent des leucocytes, des cellules épithéliales desquamées et de la fibrine en masse. D'autres renferment des globules rouges épanchés en masse, se tassant par compression réciproque. Les capillaires dans ce dernier cas sont très congestionnés et remplis seulement de globules rouges.

Les alvéoles, dont les parois sont infiltrées de cellules embryonnaires, renferment quelques chaînettes, dont quelques-unes sont tombées dans l'intérieur de l'alvéole avec les produits d'exsudation ou de desquamation.

Tout l'intérêt de l'examen est dans les parties qui, à l'œil nu, paraissent splénisées ou simplement congestionnées. Après durcissement à l'alcool, on voit en effet que le parenchyme pulmonaire est infiltré de petits foyers d'apoplexie pulmonaire, dont le volume varie depuis celui d'une grosse tête d'épingle jusqu'à celui d'un pois. Sur les poumons frais on les perçoit mal, parce que leur teinte foncée ne tranche pas suffisamment sur le reste du parenchyme fortement congestionné. Ce sont des foyers miliaires d'apoplexie, analogues à ceux décrits dans l'observation III. Les alvéoles qui les composent présentent la lésion caractéristique de l'apoplexie pulmonaire : capillaires de la paroi et intérieur de l'alvéole remplis de globules rouges polyédriques, tant ils sont comprimés. Les petites branches de l'artère pulmonaire et les petites veines pulmonaires, comprises dans le foyer ou dans son voisinage, sont également remplies de globules rouges. Certains foyers apoplectiques ainsi formés sont presque vierges de micro-organismes au niveau de la coupe que l'on examine. Certains autres présentent dans leur intérieur un ou deux vaisseaux, dont les parois sont tapissées par des microbes en chaînettes. Les streptocoques s'infiltrent même entre les globules rouges compris dans l'intérieur du vaisseau.

Dans quelques foyers, les chaînettes partent d'un vaisseau comme centre, diffusent dans tout le tissu environnant, entre les alvéoles gorgées de globules ou dans leur intérieur. On les voit en certains points massées en grosses colonies ; elles amènent autour d'elles un exsudat leucocytique considérable. Ces foyers présentent une transition entre le foyer apoplectique pur et simple et le foyer purulent. On comprend comment ces microbes diffusant ainsi et amenant une réaction leucocytique autour d'eux, finissent, grâce à leur qualité pyogène, par transformer en pus ces éléments histologiques.

CULTURES. — Des ensemencements faits sur bouillon et gélose et pris sur des fragments de rein, de foie et de rate nous donnèrent des cultures de streptocoques pyogènes. Pareils ensemencements faits avec le pus de l'utérus, du péritoine et du poumon donnèrent les mêmes organismes presqu'à l'état de pureté. Quelques colonies étrangères s'étaient développées sur les tubes, principalement sur ceux ensemencés avec le pus du péritoine.

EXPÉRIENCES. — *Expérience A.* — Le 8 avril, un lapin est inoculé dans le tissu cellulaire de l'oreille avec un bouillon de culture vieux de deux jours, venant après troisième passage d'un ensemencement pris dans le foie. Un érysipèle s'est déclaré dans l'oreille inoculée ; il a guéri au bout de quelques jours et l'animal a survécu.

Expérience B. — Deux souris blanches sont inoculées le même

jour, avec la même culture, dans le tissu cellulaire du dos. Elles
sont mortes septicémiques, au bout de deux jours. Le sang du cœur
et les organes contenaient des streptocoques.

La première expérience nous montre un fait intéressant; le streptocoque retiré des organes d'une femme morte d'infection, avec
suppuration généralisée, a donné de l'érysipèle type par inoculation à l'oreille d'un lapin.

OBSERVATION V. — *Infection puerpérale à forme pyohémique. — Pus
dans l'utérus et dans le ligament large du côté droit. — Pus dans
la plèvre du côté gauche et dans l'articulation du coude du côté
droit. — Rien dans le péritoine. — Streptocoque mélangé à d'autres organismes dans les suppurations datant de quelques jours.
— Son existence à l'état de pureté dans une suppuration toute
récente. — Démonstration que lui seul dans ce cas est bien l'agent
pathogène.*

Marie-Justine J., couturière, entre à l'hôpital St-Louis le 28 octobre 1887. Elle accouche le jour de l'entrée, 28 octobre.

Elle est prise de frissons et de fièvre le 1er novembre, quatre jours
après ses couches. Elle passe en médecine dans le service de
M. Vidal le 5 novembre 1887. Les frissons persistent ainsi que la
fièvre qui oscille entre 40° et 41°. L'état général devient de plus en
plus mauvais.

Le 8 novembre, œdème sur le côté gauche du thorax, matité et
souffle dans la moitié inférieure.

Le 10 novembre, douleur dans l'articulation du côté droit;
œdème et rougeur tout à l'entour; arthrite suppurée.

Le 11 novembre, jour de la mort, grâce à l'obligeance de notre
collègue Leriche, nous voyons la malade et nous assistons à son
agonie. Ce sont tous les renseignements cliniques que nous avons
pu recueillir sur cette malade.

Immédiatement après la mort, nous ponctionnons la rate et nous
en retirons quelques gouttes de sang décoloré. Les tubes de bouillon
ou de gélose ensemencés avec le sang de la rate restèrent absolument stériles.

AUTOPSIE. Faite par nous quatorze heures après la mort.
Péritoine. — Rien.

Utérus. — Volumineux. Sanie purulente à la surface de la muqueuse. En multipliant les coupes de la paroi, on trouve le muscle utérin infiltré de petites collections purulentes, surtout au niveau du fond.

Ligament large du côté droit. — Foyer de suppuration assez étendu. Les veines utéro-ovariennes de ce côté sont thrombosées pour la plupart, et remplies par un caillot qui ne se propage pas dans les veines voisines. Ce caillot était purulent.

Foie. — Il est volumineux, jaunâtre, décoloré; en certains points pourtant il présente assez bien l'aspect du foie cardiaque. Quelques veinules apparaissent rouges et thrombosées à l'œil nu.

Reins. — Volumineux, mous, décolorés, blanchâtres, surtout dans leur substance corticale.

Rate. — Grosse, diffluente.

Poumons. — Le droit est congestionné; le gauche est refoulé par un épanchement purulent abondant qui remplit la plèvre de ce côté. Le pus est jaune, bien lié; quelques fausses membranes fibrineuses tapissent seulement la surface de la séreuse.

Articulation du coude du côté droit. — Elle est distendue par du pus. La synoviale est rouge et épaisse.

EXAMEN HISTOLOGIQUE ET MICROBIOLOGIQUE. — *Foie.* — Les cellules de la périphérie du lobule sont en dégénérescence granulo-graisseuse très avancée. Les cellules du centre du lobule sont intactes et ne présentent aucune trace de dégénérescence. Bandes de sclérose autour des veines-portes; elles ne se rejoignent pas et ne circonscrivent pas le lobule. Les bandes sont constituées par du tissu conjonctif adulte, contenant seulement quelques cellules embryonnaires. Au milieu de ces travées conjonctives, on trouve, en certains points, de l'angiome biliaire qui témoigne de l'ancienneté de la lésion. Autour des veines sus-hépatiques, on trouve également du tissu de sclérose, mais fort peu étendu et ne s'infiltrant pas entre les cellules hépatiques.

En résumé, au point de vue histologique : 1° Cirrhose veineuse de date antérieure à l'infection et portant surtout sur l'espace-porte. 2° Dégénérescence graisseuse des cellules hépatiques de la périphérie de date récente, due peut-être simultanément à l'état puerpéral et à l'infection.

Quelques chaînettes se voient dans certaines veines sus-hépatiques;

quelques-unes serpentent également dans les **capillaires adjacents.**

Reins. — Fort peu malades. Très légère **dégénérescence granu-**leuse des cellules des tubuli contorti. Les glomérules **sont sains.** Congestion très accentuée. La plupart des vaisseaux **sont gorgés de** globules rouges.

Quelques rares microbes en chaînettes sont **disséminés dans le** parenchyme, sans topographie bien spéciale.

Rate. — Congestion des petits vaisseaux qui sont **gorgés de glo-**bules rouges. Pas de microbes.

Utérus. — Les coupes, aussi bien celles qui portent **sur des** points avoisinant les abcès que sur ceux qui en sont éloignés, montrent un grand nombre de streptocoques dans l'intérieur de quelques vaisseaux lymphatiques ou de quelques veinules.

Cultures. — Des ensemencements sont faits avec le pus de l'utérus et des abcès péri-utérins, avec celui de la plèvre, et enfin celui de l'articulation suppurée.

Le pus des abcès péri-utérins et celui de la plèvre donnèrent, sur les tubes de gélose, presque uniquement du streptocoque ; quelques colonies de staphylococcus pyogenes aureus et de staphylococcus albus s'étaient pourtant également développées, mais celles-ci n'avaient apparu que secondairement. L'étude du pus épanché dans l'articulation du coude nous en fournit la preuve.

Il contenait le streptococcus pyogenes à l'état de pureté. Cette suppuration était de date récente (vingt-quatre heures) ; aussi des organismes étrangers n'avaient pas encore eu le temps de se développer.

Streptocoques à l'état de pureté dans le foie et le rein. Les cultures faites avec la rate sont restées complètement stériles.

Observation VI. — *Infection puerpérale à forme pyohémique.* — *Début quatre jours après l'accouchement.* — *Mort après douze jours d'infection.* — *Streptocoques amassés dans les différents foyers purulents et infiltrés dans les tissus où il n'y avait pas de pus.* — *Phlébite suppurée des veines iliaques et de la veine cave inférieure.*

La nommée F... Pauline, 35 ans, confectionneuse, entre le 4 novembre à l'hôpital Saint-Louis, salle Biett, lit n° 12, dans le service de M. Quinquaud.

Première grossesse il y a deux ans ; l'accouchement et ses suites n'avaient présenté aucun incident pathologique.

Le 30 octobre 1887, après une grossesse normale, elle accoucha pour la seconde fois.

Le 3 novembre, c'est-à-dire le quatrième jour, elle fut prise de frisson et de fièvre et ses lochies devinrent fétides. On commença à la traiter par le sulfate de quinine et les injections intra-utérines.

Le 5 novembre. L'utérus reste volumineux ; le ventre est météorisé. Congestion pulmonaire à la base droite. Râles sous-crépitants à ce niveau.

Peu de fétidité des lochies. Frissons. La température est toujours aux environs de 40°.

Le 7 novembre. Ventre très ballonné. Pas d'écoulement vaginal. La température est toujours élevée. Les râles sous-crépitants de la base droite ont notablement diminué.

10 novembre. Frissons. Température élevée. État adynamique. Apparition sur la face externe de la cuisse, au niveau de la partie moyenne, d'une plaque rougeâtre, à bords irréguliers, comme enchâssée dans la peau restée saine ; elle offre la dimension de la paume de la main.

12 novembre. Le placard rouge de la cuisse a doublé d'étendue. On sent là une infiltration qui paraît superficielle, limitée à la peau et tout au plus au tissu cellulaire sous-cutané. Toujours des frissons et de la fièvre.

13 novembre. Le météorisme abdominal a augmenté.— Diarrhée. Carphologie. Agitation nocturne.

14 novembre. Mort à 11 h. 5 du soir.

Examen microbiologique pendant la vie. — Au moment d'un frisson, nous recueillons du sang au niveau de l'index. Les bouillons ensemencés avec lui sont restés stériles.

Au niveau de la tuméfaction siégeant à la cuisse, nous faisons une ponction avec une lancette. Il sourd quelques gouttelettes de pus qui contenaient le streptococcus pyogenes à l'état de pureté.

Autopsie. — *Péritoine.* — Sain.

Utérus. — Volumineux. Sanie grisâtre dans la cavité, tapissant la muqueuse. Parois molles, blanchâtres. A la coupe le pus s'écoule avec abondance des sinus, au niveau des *extrémités inférieures.* Les veines contenues dans les ligaments larges sont atteintes de phlébite. Caillots dans la veine utéro-ovarienne du côté droit. Caillots purulents dans la veine iliaque ; ils remontent même dans la portion terminale de la veine cave inférieure. Les caillots, jaunâtres, ont l'aspect et la consistance caséeuse.

Foie. — Volumineux, gros, mou, presque complètement décoloré. La périphérie de chaque lobule est délimitée par une zone translucide. Quelques lobules, surtout au niveau du bord postérieur, présentent à leur centre une tache rougeâtre autour de la veine sus-hépatique. A ce niveau le foie prend un peu l'aspect du foie muscade.

Rate. — Volumineuse, molle, diffluente.

Reins. — Augmentés de volume, mous, se décortiquent facilement. Aspect du gros rein, blanc.

Cœur. — Décoloré, feuille-morte, flasque. Pas de lésion à l'endocarde ni au péricarde.

Poumons. — A droite, abcès gros comme un pois dans le lobe moyen. Le reste de l'organe est fortement congestionné.

A gauche, dans toute sa partie inférieure, le poumon est splénisé. Des morceaux détachés nagent entre deux eaux.

EXAMEN HISTOLOGIQUE ET MICROBIOLOGIQUE. — *Utérus.* — Streptocoques rampant dans les fentes lymphatiques et dans les veinules. Quelques veinules sont remplies de globules rouges. Leurs parois sont tapissées d'une couche de streptocoques qui pénètrent même entre les globules rouges.

A la surface de la muqueuse utérine, nombreuses chaînettes et quelques bâtonnets; mais aucun des organismes de cette dernière espèce ne pénètre dans l'intérieur du tissu.

Foie.— Les cellules hépatiques sont, pour la plupart, augmentées de volume et granuleuses. Elles ont perdu leur ordination. Quelques-unes sont fortement pigmentées au voisinage de la veine sus-hépatique. Le lobule est infiltré de cellules embryonnaires nombreuses, surtout à la périphérie. Tous les capillaires sont congestionnés, remplis de globules rouges ou de leucocytes.

Les fissures-portes, qui se rendent d'un espace à l'autre, sont dessinées par des traînées de cellules embryonnaires et par la dégénérescence de cellules hépatiques qui siègent à ce niveau. Ce qui domine au point de vue histologique, c'est, en même temps qu'une congestion intense, une véritable leucocytose disséminée, avec prédominance sur la périphérie du lobule.

Les colorations faites pour déceler les micro-organismes, montrent des chaînettes serpentant dans les capillaires entre les cellules hépatiques ; elles montrent également, en certains points, des amas considérables de streptocoques moulés et fusant entre les parois de quelques capillaires voisins. Les microbes sont tellement confluents en ce point, qu'ils forment une tache d'un violet intense assez étendue, et ce n'est que sur ses bords qu'apparaissent quelques chaînettes isolées, qui trahissent ainsi par leur présence la nature microbienne de cet amas.

Poumons. — Les parties splénisées présentent au microscope les lésions suivantes: les alvéoles sont remplies de quelques globules rouges, de quelques globules blancs, et surtout de cellules épithéliales desquamées. Les capillaires de l'alvéole sont très congestionnés et remplis de globules rouges. Quelques groupes d'alvéoles contiennent de la fibrine dans leur intérieur. En résumé, au point de vue histologique, ce sont les lésions de pneumonie épithéliale qui dominent.

A l'examen microbiologique : streptocoques dans les capillaires et dans l'exsudat alvéolaire. Les parois des petits abcès du poumon droit, examinées à un fort grossissement, après la double coloration de Weigert, apparaissent farcies de microbes en chaînettes.

LAMELLES ET CULTURES. — La sanie de la surface interne de l'utérus, le pus des parois intra-utérines, celui des caillots des veines iliaques ou des abcès des poumons, étalés sur lamelles et colorés par le violet d'aniline, se montrent remplis de streptocoques. Les ensemencements faits sur gélose, avec les mêmes produits ainsi qu'avec les fragments de différents organes (foie, rate, reins), donnèrent presque tous des cultures pures de streptocoques pyogènes. Il y eut seulement quelques impuretés sur les tubes ensemencés avec les abcès pulmonaires ou la sanie de la surface utérine.

EXPÉRIENCES. — *Expérience A*. — Un lapin est inoculé dans le tissu cellulaire de l'oreille avec du bouillon de culture vieux de trois jours, ensemencé avec des streptocoques tirés du pus de l'utérus.

Il se développe, au bout de trois jours, au point inoculé, un abcès gros comme une petite amande. Le pus était de consistance épaisse. Autour de l'abcès, une plaque rouge d'aspect érysipélateux.

Quatre jours après l'inoculation on essaie des cultures avec le pus de l'abcès, elles ne donnent pas de streptocoques.

Expérience B. — Un cobaye est inoculé à la dose de 1 centigramme dans le tissu cellulaire du flanc, avec une culture vieille de trois jours. Il se développe au bout de deux jours un petit abcès local dont les dimensions finissent par prendre le volume d'une petite noix. Cet abcès contenait un pus crémeux bien lié qui ne contenait que des streptocoques à l'état de pureté.

Expérience C. — Vingt-cinq jours après avoir recueilli le pus, on inocule, dans la veine d'un lapin mise à nu, 2 c. c. d'une culture pure de streptocoques au quatrième passage et vieille de cinq jours. Le microbe avait été recueilli fraîchement dans le pus d'un abcès du poumon.

L'animal est resté bien portant.

OBSERVATION VII. — *Infection puerpérale à forme lente. — Début de l'infection au lendemain de l'accouchement. — Durée de l'infection : vingt-cinq jours. — Pus dans le ligament large du côté gauche. — Abcès pulmonaires. — Streptocoques dans le pus. — On ne peut en retirer par culture ni des parenchymes ni du sang.*

D., maraîchère, 36 ans, entre le 22 juin 1888 à la Maternité de Lariboisière. Cette femme n'offre rien de particulier à signaler dans ses antécédents héréditaires. Réglée pour la première fois à 17 ans, elle a eu douze grossesses antérieures normales. Tous les enfants sont nés à terme. Cette femme a eu une bronchite il y a quatre ans, et depuis lors elle n'a pas cessé de tousser, surtout pendant ses grossesses qui paraissent avoir une influence fâcheuse sur son affection pulmonaire.

La grossesse actuelle est la treizième; elle est arrivée au terme de 8 mois 1/2 environ. En dehors des accidents de bronchite, tout a été normal pendant le cours de cette grossesse, jusqu'au mardi 19 juin. Elle fut prise ce jour-là, sans cause déterminée, d'une hémorragie utérine peu abondante, mais qui n'a pas cessé depuis. Premières douleurs le 21 juin ; entrée à l'hôpital après plusieurs tentatives de version faites au dehors. Présentation de l'épaule.

W   9-A

A l'arrivée, T. 38°, pouls 120. — On est obligé de pratiquer l'embryotomie.

Dès le lendemain, Temp. 38° 6; la malade tousse continuellement, sa respiration est pénible et fréquente. On entend à l'auscultation des râles dans toute la moitié gauche de la poitrine. Le ventre est indolore.

Le 24 juin, Temp. 40°; lochies fétides. Le ventre est cependant peu sensible et non météorisé ; il n'y a pas de vomissements. On met la femme à l'irrigation continue.

Le 26 juin, les accidents qui s'étaient produits du côté des organes génitaux ont disparu ; le ventre est redevenu indolore ; seule la toux persiste. On cesse l'irrigation continue pour faire des injections vaginales toutes les heures.

Le 16 juillet, la malade fut reprise de fièvre et de frissons, et mourut le 18 juillet.

Autopsie *faite par nous* le 20 juillet. — *Foie.* — Lisse à la surface, présentant sur la face supérieure du lobe droit quelques îlots de péri-hépatite, légèrement gras, tendance au foie muscade, pas dur.

Rate, normale de volume et de consistance.

Cœur, petit, pâle, décoloré, surcharge graisseuse. Rien sur l'endocarde droit. Quelques végétations sur l'endocarde gauche.

Poumon droit très congestionné. Splénisation ; du pus sort des bronches. Le poumon surnage lorsqu'on le plonge dans l'eau.

Poumon gauche très congestionné à la base, petits îlots contenant du liquide purulent. En ce point, on voit une foule de cavités purulentes entourées de parties relativement saines.

Reins, mous, blancs, peu volumineux, se décortiquent mal.

Vessie congestionnée, revenue sur elle-même, contenant un liquide purulent.

Utérus, présente des parois d'un centim. 1/2 d'épaisseur environ sur le fond. Elles sont blanches, décolorées. La cavité utérine encore assez volumineuse est remplie d'un magma séreux.

Le ligament large gauche renferme du pus et présente une cavité purulente grosse comme une noix. Rien dans les trompes et le ligament du côté droit.

Estomac dilaté, et ramollissement cadavérique des parois.

Examen histologique et microbiologique. — *Foie.* — Sur les

coupes histologiques, on ne distingue plus la lobulation. Les cellules ont perdu leur ordination ; elles semblent en certains points se grouper autour de l'espace porte ; le foie est comme interverti. Presque toutes les cellules sont frappées de dégénérescence granulo-graisseuse. Nulle part on ne trouve la moindre trace de sclérose ni autour de l'espace porte, ni autour de la veine sus-hépatique.

Cette dégénérescence graisseuse est due sans doute à l'ancienneté de l'infection qui, chez cette femme, durait depuis près d'un mois.

L'examen le plus attentif ne put déceler le moindre streptocoque en aucun point du parenchyme hépatique.

Poumons. — Les parois des abcès sont infiltrées de cellules embryonnaires, au milieu desquelles se voient des amas de chaînettes. Les alvéoles sont, au voisinage des abcès, remplies en certains points de moules de fibrine en désintégration granuleuse et renferment des globules rouges et des cellules épithéliales desquamées. Les parois sont infiltrées de cellules embryonnaires, formant en quelques points de véritables amas. En certaines places le parenchyme pulmonaire est infiltré par un véritable tissu de sclérose formé de faisceaux de tissu conjonctif adulte.

Quelques vaisseaux sont remplis de globules rouges et de fibrine en désintégration granuleuse.

Reins. — Les cellules des tubuli contorti sont en dégénérescence granulo-graisseuse ; les glomérules sont satins ; quelques-uns seulement contiennent une substance granuleuse entre la capsule et le bouquet glomérulaire. Leucocytes abondants autour des tubes. Pas le moindre streptocoque ne put être décelé sur les coupes par la méthode de Weigert.

En résumé, lésions de néphrite diffuse.

Rate. — Pas le moindre microbe en chaînettes sur les coupes.

Utérus. — Pas la moindre chaînette ni dans les lymphatiques, ni dans les veinules.

CULTURES. — Le pus du ligament large et celui des poumons donnèrent sur gélose des cultures abondantes de streptocoques pyogènes.

Le sang du cœur, des fragments d'organes ensemencés, foie, reins, utérus, rate ne donnèrent pas le moindre streptocoque.

OBSERVATION VIII. — *Pleurésie purulente d'origine puerpérale à marche chronique. — Streptocoques dans le pus, à l'état de pureté et en très petite quantité. — Faible virulence du pus injecté aux animaux. — Indications opératoires. — Guérison par trois ponctions simples.*

Marie D., papetière, âgée de 42 ans, entrée le 6 juin 1888, salle Monneret, n° 2, service de M. le professeur Dieulafoy, à l'hôpital Necker.

Elle entre parce qu'elle souffre de toux, de dyspnée, et d'un point de côté à droite depuis tantôt trois mois. Les symptômes ont apparu quelques jours après un accouchement dans les conditions suivantes :

Accouchée à terme le 14 mars dernier, elle fut prise, au bout de trois jours, d'un frisson intense qui dura environ quatre heures. En même temps s'installa une fièvre violente, sans qu'aucune douleur abdominale se soit jamais manifestée.

Trois jours après le premier frisson apparut un point de côté à la base du poumon du côté droit, en même temps qu'une toux sèche.

La malade souffrait en même temps d'une oppression très vive, surtout à la marche ou à la montée des escaliers.

Elle resta dans cet état pendant deux mois et demi, pouvant encore vaquer à ses occupations, jusqu'au 4 juin dernier. Ce jour-là elle sortit par la pluie, prit froid, frissonna au retour et fut obligée de prendre le lit.

Cette femme, avant sa couche, n'avait jamais été malade, si ce n'est en décembre dernier, où elle souffrit d'une bronchite pendant près de deux mois. Aucun antécédent tuberculeux dans sa famille.

A l'entrée.—Aspect cachectique, la face est jaune, les doigts fortement hippocratiques. Elle dit avoir beaucoup maigri depuis le début de sa maladie.

Anorexie complète, pas de sueurs nocturnes, pas d'hémoptysies. Elle tousse et crache beaucoup ; pas de bacilles dans les crachats. L'oppression persiste, la malade se couche toujours du côté droit pour respirer plus facilement.

Examen du thorax. — Légère voussure en arrière et à droite. Abolition des vibrations thoraciques dans les deux tiers inférieurs du poumon de ce côté. Matité dans les deux tiers inférieurs, submatité jusqu'à l'épine de l'omoplate. Skodisme dans la région sous-claviculaire ; à l'auscultation, abolition du murmure vésiculaire dans le tiers inférieur du poumon droit; en arrière, souffle pleurétique dans les deux tiers supérieurs. Égophonie, pectoriloquie aphone. A gauche, respiration rude, mais aucun râle. Pas la moindre trace d'œdème de l'un ou de l'autre côté du thorax.

Le foie est abaissé de deux travers de doigt. Pas d'albumine dans les urines.

La température est à 40° le soir de l'entrée, et, bien qu'il n'y ait aucun signe de pleurésie purulente, on soupçonne l'empyème chez la malade, en raison de l'étiologie de son affection qui a débuté au cours d'une infection puerpérale.

Le 7. Temp. 38° — 39°2.

Le 8. Temp. 38°4 — 39°. On pratique la thoracentèse et on retire 250 gr. d'un liquide franchement purulent.

L'examen direct du pus sur lamelles d'une part, et l'examen des cultures de l'autre, montrent seulement des streptocoques pyogènes, en quantité extrêmement minime.

Le 9. Temp. 37° — 39°4.

Le 10. Une deuxième thoracentèse est pratiquée et le pus recueilli dans l'appareil stérilisé de notre collègue et ami Lion. La ponction a donné 350 gr. de liquide purulent.

L'examen microbiologique donne les mêmes résultats que l'avant-veille.

Le pus inoculé à des lapins nous montre que ce liquide est très peu virulent, car ces animaux résistent à de fortes doses inoculées soit dans le péritoine, soit dans le sang.

Les jours suivants, la temp. reste oscillante entre 38° et 39°. La toux et l'expectoration persistent.

Le 15. La toux a sensiblement augmenté. La malade a eu des quintes une grande partie de la nuit.

L'auscultation révèle que le liquide s'est reformé.

Le souffle est revenu dans les deux tiers inférieurs et postérieurs du poumon droit.

Le 18. La malade se trouve un peu mieux; la température a baissé sensiblement, 37°2 — 37°. Moins d'expectoration et moins d'oppression. Le liquide reste stationnaire; il semble se localiser à la moitié inférieure. Les vibrations thoraciques sont sensibles dans la moitié supérieure. Les jours suivants, la température remonte entre 38° et 39°.

Le 26. L'auscultation en arrière donne les résultats suivants ;

souffle au sommet, frottements dans toute la hauteur du poumon, pas d'égophonie ni de bronchophonie bien nettes. Pectoriloquie aphone légère au tiers inférieur. Vibrations thoraciques abolies dans le tiers inférieur, et légèrement diminuées dans le reste de la hauteur.

Le 30. On se décide à faire une troisième ponction et on retire 350 gr. d'un liquide purulent, plus épais que les précédents.

L'examen microbiologique décèle toujours des streptocoques, mais en très faible quantité.

1er juillet. On n'entend plus qu'un peu de souffle et quelques frottements à la base ; matité au niveau de la plaque de souffle. La temp. a baissé, 37°, 37°6.

Le 3. La malade se trouve bien, elle tousse moins ; la température depuis la ponction est à la normale.

Le 5 et le 6. La température remonte à 38° le premier jour, à 39° le second.

Le 7. La malade se fait peser pour la première fois. Poids : 48 kil. L'appétit est revenu et elle se trouve très améliorée.

Le 10. La température remonte à 38°, le 11 à 38°6, le 12 à 38°.

Le 13. Apyrexie complète. Poids 48 kil. 500 gr.

Le 14. 37 — 37°6. A la percussion, zone de matité dans le tiers inférieur du poumon droit et submatité dans le reste de la hauteur. A l'auscultation, souffle au-dessus de la zone de matité remontant sous forme d'une bande étroite le long de la colonne vertébrale.

Le 18. La température remonte à 38°. C'est la dernière ascension thermique. L'examen du thorax prouve qu'il n'y a presque plus de liquide dans la plèvre.

Le 20. Poids stationnaire à 48 kil. 500 gr. La respiration n'est presque plus soufflante. On entend quelques frottements disséminés dans la poitrine, mais plus nombreux vers la base. Ces frottements sont très gros, râpeux.

Le 22. On entend les frottements seulement vers la base. Nous pratiquons sept ponctions exploratrices dans la plèvre et nous ne parvenons pas à retirer la moindre goutte de liquide.

Le 27. Poids 49 kil. 500. La malade a donc augmenté d'un kilog. depuis la dernière pesée. Toujours apyrétique. Elle se trouve beaucoup mieux. Elle dort bien, ne tousse et ne crache presque plus. Elle a bon appétit, a commencé à descendre au jardin et remonte les escaliers sans éprouver aucune fatigue.

Le 3 août. Poids 50 kil. Les jours suivants la température oscille entre 36 et 37°. La malade engraisse, respire, dort et mange bien ; elle a retrouvé toutes ses forces.

Le 10. Poids 51 kil. Il reste toujours un peu de matité dans la moitié inférieure du poumon droit. La respiration, quoique revenue, est toujours un peu diminuée. Quelques frottements à la base au niveau de la ligne axillaire.

Le 17. Poids 51 kil. La malade se trouvant revenue à la santé sort de l'hôpital. Quelques frottements persistaient à la base droite en arrière. La respiration était encore un peu diminuée à ce niveau. L'épaule et l'omoplate du côté droit étaient abaissées.

Nous avons revu la malade six semaines après sa sortie de l'hôpital ; sa santé s'était maintenue excellente.

EXAMEN MICROBIOLOGIQUE. — Le 8 juin, lors de la première ponction, on étale sur des lamelles le pus retiré de la plèvre. On parvenait à grand'peine à distinguer quelques chaînettes. Trois tubes de bouillon et trois tubes de gélose furent inoculés avec le pus. Deux tubes de bouillon restèrent stériles ; le troisième montra, le second jour seulement, des flocons blancs caractéristiques du streptococcus pyogenes. Le micro-organisme s'y trouvait à l'état de pureté. Sur les tubes de gélose, au milieu de la traînée de pus déposé à la surface, à peine distinguait-on, au bout de quelques jours, trois ou quatre petites colonies de streptocoques qui avaient poussé là, à l'état de pureté. Des examens pratiqués de la même façon, lors de la deuxième et de la troisième ponction, fournirent des résultats identiques : toujours des streptocoques à l'état de pureté et en très faible quantité.

EXPÉRIENCES. — *Expérience A*. — Le 10 juin, après la deuxième ponction, on inocule du pus dans le tissu cellulaire de l'oreille d'un lapin. Au bout de deux jours s'était développé, au voisinage du point d'inoculation, un petit abcès gros comme une aveline. Autour de lui, la peau était rouge, mais ne présentait ni la teinte, ni la consistance érysipélateuse. L'oreille était tombante. La température, le lendemain du jour de l'inoculation, était à 41°.

Le 13 juin, trois jours après l'inoculation, on fend l'abcès de l'oreille. A l'examen microscopique, on ne constate pas la présence de microcoques dans le pus. On l'ensemence sur bouillon et sur gélose, les tubes restèrent sans culture.

Ainsi ce pus venant de l'empyème avait déterminé par inoculation une suppuration légère sans érysipèle. Les microcoques qui avaient fait le pus avaient rapidement disparu, puisqu'au bout de trois jours, on ne pouvait plus les retrouver.

Expérience B. — Le 10 juin, un lapin est inoculé dans le péritoine avec un cent. cube de pus. Il s'est un peu affaissé le jour et le lendemain de l'opération, mais s'est relevé rapidement. Il vit encore aujourd'hui, a beaucoup engraissé et continue à se bien porter.

Expérience C. — Le 10 juin, un lapin est inoculé avec 1 c.c. 1/2 de pus dans la veine de l'oreille mise à nu. Il supporte cette injection sans plus de souffrance que le lapin précédent. N'a pas eu de fièvre, vit toujours et a également beaucoup engraissé depuis l'inoculation.

Des cultures de streptocoques retirés de cet empyème ont été conservées et réinoculées en série.

Le 19 juillet, on prit une de ces cultures qui avait été ensemencée de bouillon à bouillon deux jours auparavant, et on l'inocule à forte dose (5 c. c.) dans la veine de l'oreille d'un lapin. Celui-ci mourut rapidement de septicémie, et des cultures faites avec du sang du cœur de l'animal se montrèrent très virulentes. Elles tuaient rapidement et à très faible dose et pouvaient donner l'érysipèle. Elles avaient été ainsi réchauffées par le passage dans le sang du lapin.

Les expériences qui précèdent démontrent que le pus de l'empyème de la malade avait perdu sa virulence, puisque, injecté à forte dose dans le sang et le péritoine, il ne put déterminer de septicémie.

Ce défaut de qualités pathogènes ne trouve pas seulement son explication dans la diminution du nombre des micro-organismes. Un bouillon en culture depuis trois jours et riche par conséquent en microbes était fort peu virulent, car 3 centimètres cubes injectés dans le sang d'un lapin ne purent déterminer aucun accident chez cet animal. Ce n'est qu'après avoir inoculé une dose colossale de bouillon (5 c. c.) que l'on parvint à faire mourir un lapin de septicémie. Les microbes puisés dans le sang du cœur, inoculés à d'autres animaux après culture sur bouillon, avaient repris une virulence très grande par ce passage dans l'organisme du lapin.

OBSERVATION IX. — *Infection puerpérale à forme diphtéritique. — Mort vingt-un jours après l'accouchement, soit dix-huit jours après le début de l'infection.— A l'autopsie pas de trace de suppuration. — Fausses membranes fibrineuses généralisées à la vulve, au vagin, à l'utérus, au péritoine. — Phlegmatia alba dolens des membres inférieurs. — Thrombose généralisée des veines utérines et utéro-ovariennes. — Streptocoques dans les cultures et sur les coupes.*

Rosa B., 36 ans, couturière, entre le 9 avril 1888 à la Maternité de Lariboisière. Primipare ; accouchement à terme le 10 avril, au forceps.

Le 12 au soir elle fut prise de frisson et de fièvre. La température s'éleva à 38°, et l'on prescrivit immédiatement des injections intra-utérines.

Le 13, la malade a encore 38° le soir, et on prescrit des injections vaginales toutes les deux heures.

Le 14, 38°4 le soir.

Le 18, la température, qui jusque-là avait été modérée, s'élève à 39°9.

Le 19, elle monte à 41° et s'y maintient jusqu'au 23.

Les 24, 25 et 26, la température s'abaisse un peu au-dessous de 40°.

Le 27, la température remonte à 40°4. En même temps apparaissent à la vulve des fausses membranes fibrineuses qui persistent les jours suivants.

Le 28, la température du soir est à 40°.

Le 29, elle atteint 40°6.

Le 30, la malade meurt avec 40°, le matin. Des fausses membranes fibrineuses sont toujours visibles à la vulve.

La mort est ainsi survenue vingt et un jours après l'accouchement et dix-huit jours après le début de l'infection. Depuis quelques jours la malade souffrait d'une phlegmatia double des membres inférieurs.

AUTOPSIE. — *Utérus.* Peu volumineux, aplati, à peine gros comme le poing. Les parois sont à peu près complètement revenues sur elles-mêmes.

Elles sont pâles et leur épaisseur sur le corps, dans le voisinage du col, est de deux centimètres environ.

La muqueuse utérine, saignante et fongueuse au niveau du fond de l'utérus, présente, au niveau du col, un aspect rougeâtre et des ulcérations plus ou moins profondes.

Dans les anfractuosités laissées par ces ulcérations s'étalent et s'incrustent des fausses membranes fibrineuses larges, étendues, donnant absolument l'aspect des fausses membranes diphtéritiques du pharynx ou du larynx.

Au niveau du col de l'utérus, les fausses membranes sont tellement adhérentes qu'on ne parvient qu'avec peine à en détacher quelques lambeaux. Au niveau du col au contraire, elles tiennent à peine à la muqueuse et on les décolle facilement sous forme de grands lambeaux fibrineux. La portion vaginale du col est également recouverte de fausses membranes. Il y en a dans le vagin, et surtout en quantité au niveau de la vulve. Lorsqu'on pratique des coupes sur le muscle utérin, les veines grosses et petites apparaissent remplies de caillots fibrineux blanchâtres, partant de la fausse membrane, et la pression en fait sourdre de toutes parts de petits moules de fibrine semblables à ceux que l'on voit sortir des bronchioles de certains poumons pneumoniques ; ils sont abondants et confluents surtout dans les veinules qui avoisinent le col.

Les veines utéro-ovariennes sont remplies également de caillots qui, ceux-là, paraissent fibrino-cruoriques, par suite de l'aspect rouge qu'ils présentent en certains points de leur périphérie. Dans les grands sinus utérins, les caillots fibrino-cruoriques observés ont tout à fait l'aspect de ceux que l'on rencontre dans la phlegmatia alba dolens.

La phlegmatia alba dolens double des membres inférieurs dont souffrait la malade, semblait donc avoir pris son origine dans les veines intra-utérines thrombosées. L'examen microbiologique nous donnera confirmation de cette opinion.

Trompe et ovaire sont dans un état d'intégrité absolue, et lorsqu'on pratique une coupe perpendiculaire à la trompe, on en fait sourdre une goutte de mucosité absolument normale.

Dans le *péritoine*, on ne trouve pas la moindre gouttelette de pus, mais on constate les lésions d'une péritonite fibrineuse généralisée. Les anses intestinales sont agglutinées par de la fibrine. Les fausses membranes se sont déposées en stratifications épaisses à la surface des organes, surtout à l'entour de l'utérus et au voisinage de la vessie.

Rate. — Volumineuse, assez molle et encapuchonnée de fausses membranes.

La *vessie* est normale.

Le *foie* est volumineux, jaune, présente l'aspect du foie gras avec îlots de congestion disséminés.

Reins. — Petits, mous, blancs, avec étoiles de Verheyen à leur surface. Tractus blanchâtres dans leur substance corticale.

Cœur. — Gros caillots cruoriques dans les oreillettes. Le muscle cardiaque est volumineux, épais, rien à l'endocarde.

Estomac. — Très dilaté, avec légères érosions hémorragiques à sa surface. Ce sont de petites ulcérations superficielles, du volume d'un grain de mil à une lentille, rouges sur leur fond, et irrégulières sur leurs bords.

Poumons. — Rouges, très congestionnés. Liquides rouges et spumeux, s'écoulant sur la surface des coupes.

EXAMEN HISTOLOGIQUE ET MICROBIOLOGIQUE. — *Utérus.* — Les caillots contenus dans les veines ou veinules sont, les uns, purement cruoriques, les autres fibrino-cruoriques. Les caillots cruoriques sont formés uniquement de globules rouges.

Les caillots fibrino-cruoriques sont constitués, dans une partie de leur périphérie seulement, par une portion purement cruorique, formée uniquement de globules rouges. Dans le reste de leur étendue, ils sont constitués par de la fibrine en désintégration granuleuse ou par des faisceaux de fibrine englobant des leucocytes. Quelques-uns sont normaux et les autres sont en dégénérescence graisseuse. C'est la structure du caillot de veines atteintes de phlegmatia alba dolens. Il y a là une véritable phlébite intra-utérine.

Dans un certain nombre de veines intra-utérines ainsi thrombosées, on trouve des chaînettes formant amas dans le caillot et tapissant la tunique interne. On trouve des microbes seulement dans les veines qui contiennent de la fibrine ; celles qui ne contiennent que des globules rouges ne sont pas infiltrées de micro-organismes.

En dehors des veines on rencontre fort peu de micro-organismes.

En parcourant les préparations on rencontre quelques chaînettes infiltrées dans certaines fentes lymphatiques.

Foie. — Les cellules hépatiques ont perdu toute ordination régulière. Elles sont pour la plupart déformées. Quelques-unes présentent deux noyaux. Celles qui sont situées immédiatement à la périphérie du lobule, sont en dégénérescence graisseuse. Dans certains lobules, quelques cellules entourant la veine sus-hépatique ont subi la même dégénérescence. Quelques-unes au contraire sont fortement pigmentées par la matière colorante du sang. Les capillaires intra-lobulaires sont gorgés de globules rouges et d'un certain nombre de leucocytes.

Ceux-ci se voient surtout dans les capillaires de la périphérie du lobule, mais la leucocytose n'est pas ici très abondante.

Des streptocoques serpentent isolés dans les capillaires. En certains points ils forment des foyers très épais, se moulant dans les capillaires qu'ils distendent en écartant les cellules hépatiques, et en se prolongeant jusque dans leurs branches anastomotiques.

Quelques veines sus-hépatiques thrombosées renferment également ment quelques microbes en chaînettes, mais en très petit nombre et seulement le long de leurs parois.

Rate. — Quelques amas de chaînettes déposés dans les capillaires.

Estomac. — Au voisinage des exulcérations, les coupes de l'estomac montrent que les veinules rouges rampant sous la muqueuse sont remplies de globules rouges et d'une faible quantité de fibrine. Elles contiennent des streptocoques et pas d'autres micro-organismes. A la surface de la muqueuse on aperçoit de grandes bactéries, mais aucune n'a pénétré le tissu ou la veine.

Les coupes de l'estomac ont été pratiquées par notre maître, M. Letulle.

Poumons. — Les alvéoles présentent les lésions de la pneumonie épithéliale plutôt que celles de la congestion pulmonaire. Les capillaires sont gorgés de globules rouges. L'aire des alvéoles contient des leucocytes, quelques globules de cellules épithéliales desquamées. Quelques groupes d'alvéoles contiennent en outre de la fibrine. Les vaisseaux et les bronches qui les environnent sont remplis de globules rouges et parfois d'une faible quantité de fibrine.

Les streptocoques serpentent dans les capillaires et dans les parois d'un certain nombre d'alvéoles. Ils forment en quelques points de véritables amas.

Cultures. — Les fausses membranes, les caillots, le muscle

utérin, le sang, ensemencés sur bouillon et sur gélose, nous ont donné des cultures pures du streptocoque pyogène.

Expérience. — Un lapin inoculé dans le tissu cellulaire de l'oreille, avec une culture pure de bouillon ensemencé depuis trois jours, eut une plaque érysipélateuse qui avait commencé à se développer deux jours après l'injection. On retira de cette plaque une culture de streptocoques à l'état de pureté. L'animal succomba au bout de douze jours.

Observation X. — *Septicémie puerpérale sans lésion apparente. — Mort neuf jours après l'accouchement et six jours après le début de l'infection. — Aucune trace de suppuration ni dans l'utérus, ni dans ses annexes, ni dans les autres organes. — Streptocoques retirés des organes à l'état de pureté. — Leur constatation sur les coupes histologiques.*

Nous avons pu suivre cette malade, soignée dans le service de M. Besnier, et faire son autopsie, grâce à l'obligeance de notre collègue Bouisson.

Femme de 21 ans, primipare, accouchée le 30 octobre 1887, d'un enfant à terme.

Chez la sage-femme où elle était soignée, elle fut prise le 3 novembre, c'est-à-dire quatre jours après son accouchement, d'un frisson intense et de fièvre, symptômes pour lesquels elle entra le lendemain à l'hôpital Saint-Louis.

A l'entrée, la température est à 40°. Le pouls est petit et filiforme. Le ventre était ballonné, la malade avait eu, avant l'entrée, des vomissements répétés qui n'ont d'ailleurs pas récidivé pendant le séjour à l'hôpital. Les lochies sont peu abondantes et sans mauvaise odeur.

Trois ou quatre fois par jour, la malade est prise d'un fort frisson, accompagné de tremblement, de sueurs, le tout se succédant comme dans un accès de fièvre intermittente. Chaque fois la température monte à 40°, 40°5, ou 41°.

Le 5 novembre, la malade est prise de douleurs articulaires, surtout accentuées aux poignets et aux coudes. Elle est prise en même temps d'une dyspnée considérable, allant jusqu'à l'orthopnée et qui ne s'explique par aucun signe à la percussion ni à l'auscultation. Souffle très léger au premier temps et à la pointe. On pense à un souffle fébrile.

Malgré le lavage antiseptique intra-utérin, accès de fièvre et dyspnée persistent. Les deux jours suivants l'apyrexie est complète entre les accès. Le facies est terreux, la langue collante au doigt.

Au milieu de tous ces symptômes d'un état général grave, la malade garde toute sa connaissance et sa lucidité jusqu'au moment de la mort qui survient le 8 novembre.

Pendant la vie, du sang recueilli par nous au moment et en dehors des accès, fut inoculé dans des tubes de bouillon qui restèrent vierges.

Autopsie. — L'utérus et ses annexes, les reins, le foie et la rate furent enlevés 19 heures après la mort, avec l'aide de notre collègue Bouisson.

L'autopsie fut continuée le lendemain par M. Darier, préparateur au Collège de France.

Aucun de ces organes ne renfermait la moindre gouttelette de pus.

L'utérus est volumineux, mais revenu sur lui-même dans les proportions habituelles. La muqueuse présente une coloration grisâtre à sa surface. Rien dans les trompes, les ovaires ou le ligament large. Pas de péritonite.

Le foie est complètement décoloré; il a pris une teinte jaune mastic, sa consistance est très molle.

La rate semble normale de consistance et de poids.

Les reins mous, volumineux, se décortiquant facilement, sont blancs aussi bien dans leur substance médullaire que dans leur substance corticale.

Les poumons et le cœur ont été examinés le lendemain par M. Darier.

Les poumons ne contenaient pas d'infarctus.

Le cœur était très mou et de couleur brunâtre.

Endocarde brun rouge par imbibition. Pas de lésions des orifices du cœur droit ni de l'orifice aortique.

La valve droite de la mitrale présentait sur sa surface auriculaire, au voisinage du bord libre, une série de verrucosités saillantes, molles, demi-transparentes, de même coloration que le foie. M. Darier ayant examiné cette valvule dans le but d'en étudier les vaisseaux, y constata une riche vascularisation.

CULTURES. — Des ensemencements faits sur bouillon, gélatine et agar, avec des fragments d'utérus, de rein, de foie et de rate ou avec le sang du cœur, donnèrent des cultures pures de streptocoques. Deux tubes seulement présentaient à leur surface trois ou quatre colonies étrangères. Les tubes inoculés avec du liquide péritonéal donnèrent un certain nombre de microbes différents ; mais c'est là un fait vulgaire, les microbes contenus dans l'intestin filtrant dans la séreuse rapidement après la mort.

EXAMEN HISTOLOGIQUE ET MICROBIOLOGIQUE. — *Cœur* (Examen pratiqué par M. Darier) (1). — On ne constate des signes d'inflammation que dans le tiers inférieur environ de la valve droite de la mitrale.

Le tissu fibro-élastique du feuillet endocardique interne est épaissi dans cette région, infiltré d'éléments ronds et fusiformes. L'accumulation des cellules embryonnaires est surtout marquée à la surface des verrucosités.

Mais celles-ci sont loin d'être entièrement constituées par ces éléments. Elles sont, au contraire, en majeure partie formées de ce tissu mucoïde spécial que l'on trouve habituellement dans les productions de cet ordre, développées suivant le mode subaigu. Les cellules rondes sont rares, relativement, à la base de ces verrucosités, où existent des capillaires en abondance. Enfin, les végétations ne sont pas recouvertes d'un capuchon adhérent de fibrine. Pas de streptocoques.

En résumé, on ne trouve pas les lésions d'une endocardite infectieuse aiguë, paraissant développée au cours de la septicémie puerpérale qui a causé la mort. Les vaisseaux néoformés sont en rapport avec une inflammation actuellement subaiguë.

Utérus. — La surface de la muqueuse est tapissée par une couche de streptocoques. Amas de ces organismes dans les sinus et fentes lymphatiques. Quelques groupes sont disposés entre les faisceaux conjonctifs. En multipliant les coupes, on voit seulement quelques rares microbes dans certaines veinules. La localisation des streptocoques presque uniquement dans les lymphatiques

(1) *Bulletins de la Société anatomique*, p. 689.

et entre les faisceaux conjonctifs, est assez bien celle que l'on observe dans l'érysipèle cutané.

Foie. — Les cellules hépatiques de la périphérie du lobule sont pour la plupart atteintes d'infiltration graisseuse. Celles du centre ont perdu leur aspect radié. Beaucoup sont déformées, volumineuses, granuleuses, présentant parfois deux noyaux. Les capillaires sont très élargis. Quelques rares veines sus-hépathiques sont remplies de globules rouges.

La topographie des micro-organismes est particulièrement intéressante.

Les coupes colorées par la méthode de Weigert se présentent, à un faible grossissement, parsemées de petites taches violacées, jetées au hasard entre les cellules hépatiques. Quelques-unes de ces taches apparaissent au centre des veines sus-hépatiques.

Vues à fort grossissement (obj. à immersion 1/16 Leitz), ces taches se montrent uniquement constituées par des microcoques en amas si épais, qu'au centre de ces amas on a peine à les distinguer, tandis qu'à la périphérie se détachent nettement des chaînettes sinueuses. Quelques-unes s'infiltrent en rayonnant autour de cette tache comme centre, entre les capillaires de voisinage. Ces amas de micro-organismes se trouvent simplement compris entre des traînées de cellules hépatiques qui semblent s'être écartées pour les loger.

En quelques points, les veines sus-hépatiques à petit calibre sont gorgées de globules rouges et tapissées de streptocoques. Les capillaires qui les entourent sont également remplis de globules rouges et, en plus, de globules blancs. Les streptocoques y foisonnent, ils font là comme de véritables foyers d'apoplexie miliaire autour de veines sus-hépatiques thrombosées et remplies de micro-organismes. Dans ces foyers se voient un grand nombre de leucocytes gorgés de microcoques qui, sans doute, sont en train de subir l'action phagocytique.

Rate. — Même topographie des foyers de micro-organismes qui, au lieu d'être logés entre les cellules hépatiques, le sont entre les cellules de Malpighi. Il y a pourtant un nombre plus considérable de veines thrombosées remplies de microcoques et entourées de petits foyers apoplectiques.

Reins. — Les lésions histologiques sont celles de la néphrite diffuse aiguë. Cellules embryonnaires autour des tubuli contorti

Léger épaississement de la capsule de Bowman, avec tuméfaction des cellules endothéliales qui la tapissent.

Entre les cellules de Heidenhain on ne perçoit plus de lignes de séparation. La partie centrale de ces cellules est en dégénérescence granuleuse. Cylindres colloïdes dans les tubes droits. Capillaires très congestionnés.

Streptocoques disséminés dans les coupes ; il est impossible d'en donner la topographie exacte.

OBSERVATION XI. — *Septicémie puerpérale pure, sans lésion apparente. — Mort dix-huit jours après l'accouchement, soit quinze jours après le début de l'infection. — Pas la moindre gouttelette de pus dans les organes. — Streptocoques dans les cultures et sur les coupes histologiques.*

D. Augustine, 36 ans, brodeuse, entre dans le service de M. le profess. Bouchard, le 9 novembre 1887 , salle Sainte-Mathilde, lit n° 7.

Quatre grossesses antérieures menées à bon terme.

Elle est accouchée douze jours auparavant chez une sage-femme. Elle dit avoir été prise de fièvre, de frissons et de douleurs abdominales trois jours après ses couches.

Le jour de l'entrée la température est à 39°. La langue est sèche, l'inappétence est complète, la prostration est très marquée, le faciès exprime la stupeur, et la malade répond assez mal aux questions qu'on lui pose. Œdème des membres inférieurs. Au-dessous de l'ombilic, dans la région de l'hypogastre, pointe une tumeur ovoïde. Elle disparaît par le cathétérisme ; elle était constituée, en effet, par la vessie distendue faisant hernie par une éventration de la ligne blanche. Le col est mou, très abaissé. Albumine en assez grande quantité dans les urines ; pas de sucre.

Après avoir vidé la vessie, on sent très bien l'utérus à travers les parois abdominales amincies ; il paraît volumineux.

Traitement : Naphtol B et salycilate de bismuth, de chaque 2 g. 5.

12 nov. Temp. 39°2, 39°3.

Pas de frisson, même état général, aspect typhoïde.

La malade n'urine pas. On retire par le cathétérisme près d'un litre d'une urine trouble et riche en albumine.

13 nov. Temp. 39°4, 39°1. Délire pendant la nuit. Diarrhée. La langue est toujours sèche. Toujours rétention d'urine.

14 nov. Temp. 39°1, 39°6. Encore du délire pendant la nuit, toujours même aspect typhoïde. Les urines sont toujours albumimineuses.

15 nov. Meurt dans le coma à 10 heures du matin, avec pupilles dilatées.

AUTOPSIE. — Vingt-cinq heures après la mort.

Utérus. — Volumineux, parois molles, sanies sur la muqueuse. La coupe montre quelques sinus non encore revenus sur eux-mêmes.

Reins. — Ils sont blancs, principalement dans la substance médullaire, mous, se décortiquent facilement. Étoiles de Verheyen volumineuses, se dessinent à leur périphérie.

Foie. — De volume normal, décoloré ; il a la teinte du foie gras.

Rate. — Volumineuse, sa consistance est à peu près normale.

Poumons. — Simplement congestionnés.

Vessie. — Muqueuse rouge et congestionnée.

Cœur. — Décoloré. Endocarde sain.

Veine cave, veines utéro-ovariennes, veines iliaques, saines.

L'examen le plus minutieux ne peut déceler la moindre gouttelette de pus, ni dans l'utérus, ni dans aucun autre organe.

CULTURES. — Les ensemencements faits avec des fragments d'utérus, de foie, de rein, de rate, donnent pour le rein et le foie des cultures pures de streptocoques en abondance ; pour l'utérus quelques colonies seulement de ces organismes et quelques germes étrangers. Les cultures de la rate n'ont rien donné.

EXAMEN HISTOLOGIQUE ET MICROBIOLOGIQUE. — *Utérus.* — Quelques chaînettes apparaissent éparses entre les faisceaux conjonctifs. On les trouve plus confluentes dans certaines fentes lymphatiques, mais elles ne sont nulle part assez nombreuses et assez denses pour que sur les coupes traitées par la double coloration de Weigert, les amas de microbes apparaissent dans leur ensemble sous la forme d'une tache violette, facilement reconnaissable à un faible grossissement.

Reins. — Lésions de néphrite diffuse subaiguë.

Quelques streptocoques sont disséminés dans les capillaires. Il en est qui sont groupés au milieu des cellules embryonnaires qui entourent les tubes.

Foie. — Les cellules de la périphérie du lobule sont en dégénérescence graisseuse, quelques-unes sont en tuméfaction trouble. Celles qui sont groupées autour des veinules sus-hépatiques sont volumineuses, déformées, très pigmentées. Elles ont perdu pour la plupart leur radiation.

Plusieurs possèdent deux noyaux. Autour des espaces porte, cellules embryonnaires en nombre considérable; elles pénètrent dans les fissures et ainsi que les cellules de la périphérie, tombées en dégénérescence, elles servent à la délimitation du lobule. Les capillaires sont partout distendus, gorgés de globules rouges et de globules blancs. On voit leur réseau se dessiner parfaitement entre les cellules intra-lobulaires. Autour d'eux sont rangées des cellules embryonnaires en nombre assez considérable. Quelques veinules sus-hépatiques thrombosées sont remplies de globules rouges et de fibrine.

Les coupes colorées par la méthode de Weigert et examinées avec l'objectif à immersion, montrent quelques chaînettes isolées rampant au hasard dans les capillaires. En certains points, ces chaînettes forment dans les capillaires intra-lobulaires des amas énormes qui se moulent dans une portion du réseau. Elles forment une couche véritable sur les parois de certaines veinules sus-hépatiques thrombosées. Elles s'infiltrent entre les globules rouges qui les remplissent. Les capillaires, adjacents à ces veinules, sont congestionnés; autour d'eux il s'est fait un amas de globules rouges et de leucocytes infiltrés de streptocoques. Quelques leucocytes paraissent remplis de microcoques et semblent en phagocytose. On ne voit en aucun point une cellule hépatique pénétrée par les microbes.

Rate. — Entre les cellules, amas volumineux de streptocoques en tous points semblables à ceux que nous avons décrits dans le foie. -

Quelques chaînettes également sur les parois de quelques veinules remplies de globules rouges.

Intestin. — Pas de lésion.

OBSERVATION XII. — *Albuminurie, éclampsie survenue deux heures après l'accouchement. — Fièvre. — Mort au bout de trois jours. — Infection puerpérale démontrée par les cultures pures de streptocoques retirés des organes. — Pas la moindre trace de suppuration en aucun point de l'organisme.*

Le 2 janvier 1888, à sept heures du soir, on apporte en brancard, à la Maternité de Lariboisière, la femme Ab., accouchée le matin à dix heures et demie d'un garçon vivant, présentant le sommet. L'accouchement et la délivrance ont été faits par une sage-femme.

Deux heures après l'accouchement, un premier accès d'éclampsie s'était déclaré, rapidement suivi de cinq autres.

Etat à l'entrée : coma, pupille contractée, salive sanguinolente; œdème des membres inférieurs; urines très albumineuses, sanguinolentes.

Le mari ne peut fournir que quelques renseignements. Cette femme a accouché deux fois déjà à terme, sans accidents, d'enfants vivants, en mars 1883, et en octobre 1885. La grossesse actuelle n'a rien présenté d'anormal, l'œdème n'a été constaté qu'il y a huit jours, les urines n'ont jamais été examinées. Injection intra-utérine au naphtol. Lavement avec chloral, 4 grammes. A minuit, septième et dernier accès. Nouveau lavement avec chloral, 4 grammes.

Le 3 janvier. — Coma persistant. Température 38°. Urines sanguinolentes. On constate au niveau de la face dorsale du gros orteil droit et du petit orteil gauche, l'existence de deux bulles du volume d'une aveline, remplies d'une sérosité limpide, sans rougeur périphérique.

Le 4. — Même état; ballonnement du ventre.

Le 5. — La malade est agonisante. Saignée de 250 gr., injection sous-cutanée de 4 gr. d'urée. La température monte pour atteindre 41° au moment de la mort, le 5 à 3 heures du soir.

AUTOPSIE. — Pratiquée vingt-deux heures après la mort.

Utérus — Volumineux. Sanie grisâtre dans l'intérieur de la cavité utérine. Parois molles, blanchâtres, sinus béants. Pas la moindre gouttelette de pus dans les parois utérines. Pas de thrombose des veines utéro-ovariennes.

Foie. — Volumineux, décoloré, jaune, il présente assez bien l'aspect du foie gras.

Reins. — Ils sont gros, mous et blancs, aussi bien dans leur substance corticale que dans leur substance médullaire. Le droit pèse 220 gr. et le gauche 215. Ils se décortiquent facilement. Etoiles de Verheyen se dessinent à la superficie. Ils présentent à l'œil nu l'aspect de la néphrite épithéliale.

Rate. — Molle, volumineuse et diffluente.

Cœur. — De volume normal. Les parois sont flasques et décolorées.

Dans les organes on ne trouve pas trace de suppuration, pas plus que dans l'utérus comme nous l'avons dit déjà.

EXAMEN HISTOLOGIQUE ET MICROBIOLOGIQUE. — *Utérus.* — Streptocoques infiltrés dans les fentes lymphatiques et étalés sur la paroi interne de quelques petites veines thrombosées.

Rate. — Nombreuses veinules thrombosées, remplies de globules rouges. On voit dans un certain nombre d'entre elles des streptocoques parfois en masse considérable.

Reins. — Les glomérules contiennent pour la plupart un exsudat granuleux entre la capsule et le bouquet glomérulaire.

Les cellules épithéliales des tubuli contorti sont en dégénérescence granulo-graisseuse. Les cylindres granuleux remplissent quelques tubes excréteurs. Le tissu conjonctif du rein est légèrement hypertrophié, aussi bien autour des glomérules que des tubes. Il est surtout infiltré par une grande quantité de cellules embryonnaires.

Quelques chaînettes apparaissent disséminées dans le parenchyme rénal, principalement dans l'intérieur des tubuli contorti.

En résumé, néphrite diffuse, n'ayant rien de caractéristique et ressemblant à toutes les néphrites que l'on observe au cours de l'infection puerpérale.

CULTURES. — Des ensemencements faits sur bouillon et sur gélose avec des fragments de foie, de rein, de rate, d'utérus et de sang du cœur donnèrent des cultures pures de streptocoques pyogènes.

Deux faits ressortent de cette observation :

1° La concomitance de l'éclampsie et de l'infection puerpérale ;

2° La constatation d'une infection puerpérale déterminée par l'invasion du streptococcus pyogenes, sans la moindre trace de suppuration dans les organes.

OBSERVATION XIII. — *Infection puerpérale survenue deux jours après l'accouchement. — Abcès sous-cutanés multiples. — Guérison. — Constatation du streptococcus pyogenes dans les abcès superficiels.*

B., tailleuse, âgée de vingt ans, entre à la Maternité de Lariboisière le 16 mars 1888.

Le 19, deux jours après l'accouchement, elle est prise, le soir, de frissons et de fièvre. La température monte à 38° 2.

Les jours suivants, elle se maintient aux environs de 38° jusqu'au 23 mars où la température s'élève le soir à 39° 2.

En même temps apparaissent aux fesses de petits abcès peu volumineux, mais multiples.

Le 24 et le 25 mars la température oscille entre 38 et 39°.

On recueille le pus des abcès qui sont devenus volumineux et on en fait des cultures.

Le 27, la malade est prise d'un nouveau frisson, et la température monte à 40° 4.

Le 28, la température est redescendue à 38°.

Le 30, la température est revenue à la normale 37° 3 — 37° 5.

L'état général est bon, les abcès se cicatrisent et la malade sort guérie le 1er avril.

CULTURES. — Les ensemencements faits avec le pus des abcès donnèrent des cultures pures du streptococcus pyogenes. Un seul tube sur trois contenait quelques colonies étrangères.

Cette observation est intéressante par ce fait qu'elle nous montre des abcès sous-cutanés, survenus au cours de l'infection puerpérale et causés par le streptococcus pyogenes, tandis que le pus des abcès locaux vulgaires ne contient le plus souvent, on le sait, que l'aureus.

OBSERVATION XIV. — *Lymphangite double des membres inférieurs.
chez une femme enceinte de cinq mois. — Présence de streptocoques constatée dans les plaques de la lymphangite. — Avortement pendant l'évolution de la lymphangite. — Pas d'infection
puerpérale.*

M. P..., âgée de 25 ans, entre le 18 avril 1888, salle Sainte-
Eulalie, n° 9, service de M. le professeur Dieulafoy.

Elle vient pour un eczéma aigu, généralisé à tout le corps, datant
de huit jours. C'est la première fois qu'elle souffre de semblable
éruption. Aucune maladie antérieure. Elle est enceinte de cinq
mois et supporte bien sa grossesse. Trois couches antérieures qui
se sont toujours terminées heureusement.

Elle était dans le service depuis douze jours, lorsque le 1er mai,
en sortant du bain, elle se plaignit de douleurs sur la face interne
de la jambe et de la cuisse droites, dont la peau était devenue rouge
et tendue. La plaque rouge très indurée partait d'un groupe de
vésicules d'eczémas et d'une ulcération localisée au cou-de-pied du
côté droit. Cette plaque remontait jusqu'à la région inguinale du
même côté, où l'on sentit plus tard à la palpation des ganglions
durs et douloureux. Une heure après la sortie du bain, la malade
fut secouée par un frisson violent, accompagné d'une exaspération
de température (41°). On pensa à un érysipèle ayant son point de
départ au niveau de l'ulcération mentionnée.

Le 2 mai. La rougeur augmente, elle repose sur une plaque qui
s'indure de plus en plus ; elle suit nettement le trajet des lymphatiques. A sa périphérie se dessinent quelques cordons durs qui
semblent être des lymphatiques enflammés.

On en revient de la première impression et l'on diagnostique une
lymphangite localisée aux gros troncs et aux réseaux.

Le 3 mai. Deux jours après le début de ces accidents, une douleur et une rougeur analogues apparaissent sur la face interne de
la jambe et de la cuisse gauches, en des points absolument symétri-
ques à ceux qui sont lésés à droite.

Même retentissement ganglionnaire, même plaque, mêmes cordons qui se dessinent. Les frissons reviennent avec intensité dans

la journée, la température monte à 40°5. On pose le diagnostic de lymphangite double symétrique des deux membres inférieurs.

Le même jour, après avoir soigneusement lavé au savon sublimé et éther, la plaque de lymphangite de la jambe gauche, on ponctionne cette plaque avec une lancette bien stérilisée. La gouttelette de sang que l'on fait sourdre ainsi est inoculée dans du bouillon et de l'agar que l'on met à l'étuve à 30°.

Le lendemain, les tubes donnèrent des cultures pures du streptococcus pyogenes. On pouvait donc conclure de cette expérience que la lymphangite était occasionnée par la présence du streptococcus pyogenes.

Les 4, 5 et 6 mai. Même état. La température oscille entre 40 et 41°. La malade est prise plusieurs fois le jour de frissons de durée variable. Les ganglions lymphatiques sont toujours volumineux et douloureux, les plaques de lymphangite persistent également dans leur rougeur et leur dureté.

Le 7 mai, avortement, le matin à 6 heures; la malade avait été prise la veille de coliques utérines. Le fœtus fut expulsé facilement et la délivrance se fit sans accident. Injections intra-utérines avec solution au sublimé quatre fois par jour.

Les 8 et 9 mai. Fièvre et frissons persistent. La température baisse pourtant un peu et ne s'élève pas au delà de 39° — 39°5.

Le 10 mai, la température tombe, les frissons disparaissent. État général, bon. La malade demande à manger: Les plaques ont commencé à s'affaisser. Les jours suivants, l'amélioration s'accentue de plus en plus.

Le 5 juin. La malade sort guérie.

Cette observation comporte plusieurs enseignements.

1° Le streptococcus pyogenes peut déterminer une lympnangite des gros troncs et des réseaux, comme il détermine la suppuration ou l'érysipèle.

2° Une femme peut, au moment de son accouchement ou de l'avortement, porter en un point de son économie une lésion due à la présence du streptococcus pyogenes, sans que cet organisme détermine après l'accouchement aucun accident du côté de l'utérus.

Ce cas nous prouve encore qu'il faut au microbe l'entrée par la voie génitale, pour que l'infection puerpérale apparaisse avec ses manifestations et ses localisations ordinaires. La présence de ce micro-organisme loin de l'utérus au moment de l'accouchement ne doit pas faire porter un pronostic trop sombre sur les suites des couches.

OBSERVATION XV. — *Infection puerpérale généralisée.* — *Endocardite végétante ulcéreuse greffée sur un rétrécissement tricuspidien ancien.* — *Streptocoques sur les valvules malades, dans l'utérus, dans le rein.*

(Cette observation nous a été communiquée par notre cher collègue et ami, R. Leudet, elle se trouve consignée dans sa thèse (1). Nous avons examiné ensemble les pièces au point de vue microbiologique.)

F. Marie, 22 ans, domestique, entre le 20 décembre 1887, à l'hôpital Lariboisière, salle Sainte-Geneviève, lit n° 34.

Cette femme, à l'âge de 17 ans, avait eu une attaque de rhumatisme articulaire aigu; il lui en était resté des troubles fonctionnels d'origine cardiaque. Elle dit avoir été prise de fièvre au lendemain de son accouchement qui eut lieu chez elle le 11 décembre.

Elle resta fébricitante avec des symptômes d'infection tels que température oscillant entre 38° et 40°, frissons, diarrhée, hémorragies utérines, albumine dans les urines, jusqu'au 11 janvier, jour de la mort, qui survint trente-un jours après l'accouchement. On avait pu constater au cœur un léger souffle semblant naître à l'orifice mitral, mais ayant son maximum un peu en dedans et à la hauteur du mamelon; on pouvait l'entendre encore près du sternum.

AUTOPSIE. — *Cœur.* — L'orifice tricuspidien est rétréci. La face ventriculaire de la tricuspide est inégale, boursouflée; la face auriculaire est tapissée de fibrine.

Au bord de toutes les valves existe un dépôt épais de fibrine, et un peu au-dessus de leur point d'insertion la séreuse endocardique est inégale, verruqueuse, dépolie, tapissée de petites élevures arrondies, à dépression centrale, qui existent principalement entre la valve postérieure et l'antérieure.

(1) R. LEUDET.— *Essai sur le rétrécissement tricuspidien.* Th. Paris, 1888, p. 193.

A la coupe les valves semblent graisseuses, on y trouve un tissu blanc grisâtre évidemment dégénéré.

Des coupes portant sur les valvules malades, et colorées par la méthode de Weigert, montrent les verrucosités infiltrées de strepto-coques. En certains points, les microbes en chaînettes sont telle-ment confluents que l'on observe au microscope des îlots violacés étendus qui sont une agglomération de microbes. Il reste quelques masses fibrineuses coiffant la végétation, elles sont également farcies de microcoques. Quelques chaînettes se dessinent nettement à la périphérie de ces îlots et en trahissent ainsi la nature parasitaire. Les microbes infiltrent le myocarde au voisinage des valvules et pénètrent entre les cellules musculaires qu'ils dissocient.

Péritoine. — Rien.

Utérus.— Revenu sur lui-même et de volume normal. Les veines sont gorgées de sang noir, à certaines places. Quelques incisions pratiquées sur le parenchyme utérin n'ont pas laissé sourdre de pus.

Sur les coupes examinées à l'objectif à immersion, on voit quel-ques veinules thrombosées remplies de streptocoques. Les coupes n'ont pas été assez multipliées pour permettre d'assurer qu'il y avait absence complète de suppuration.

Reins. — Gros, blancs, substance corticale très augmentée de volume, se décortiquent pourtant avec difficulté. Streptocoques sur les coupes, visibles surtout dans les tubuli contorti.

Rate. — Normale.

Cette observation est un exemple d'endocardite parasitaire déve-loppée et, au cours de l'infection puerpérale, s'étendant sur un point déjà malade de l'endocarde.

Le rétrécissement tricuspidien avait été ici un point d'appel pour la localisation infectieuse. L'infection généralisée, cause de l'endo-cardite, trouvait encore sa preuve dans la présence des microcoques infiltrant l'utérus et le rein.

OBSERVATION XVI. — *Phlegmatia alba dolens chez une femme atteinte de fibro-myômes utérins. — Autopsie. — Constatation de strepto-coques pyogènes sur les parois et dans les caillots de la veine.*

La nommée D... Joséphine, 36 ans, couturière, entre le 19 mars 1888, salle Sainte-Thérèse, lit n° 15, à l'hôpital Necker, service de

M. Rendu. Réglée à 14 ans, depuis cette époque ses règles étaient régulières et généralement peu abondantes. Mariée à 29 ans, elle a fait une fausse couche de trois mois la première année de son mariage, et n'a pas eu d'autre grossesse. Depuis sept ans, elle a eu assez fréquemment des métrorragies abondantes. De plus, elle a eu, il y a trois ans, un érysipèle de la face, grave et long.

Il y a seize mois, elle eut, durant une douzaine de jours, une perte abondante qui s'arrêta à la suite d'injections chaudes. Anémie consécutive. Réparation rapide. Deux mois après, elle se mit de nouveau à perdre abondamment; et depuis ce temps elle a des métrorragies qui durent huit à dix jours et s'arrêtent pendant environ le même temps pour reprendre ensuite. De plus, à chaque perte, elle ressent des douleurs abdominales très vives. Enfin elle a vu son ventre grossir peu à peu, régulièrement, depuis deux à trois ans.

A l'entrée, douleurs abdominales violentes, sensations d'arrachement, douleurs expulsives, faiblesse générale, durant depuis trois mois. Courbatures, céphalées, surtout le matin, vertiges, palpitations, nausées, quelquefois vomissements. Elle perd actuellement beaucoup de sang, et souffre même au repos.

Au palper, on sent une tumeur qui, venant du petit bassin, remonte à deux travers de doigt au-dessus de la symphyse. Cette tumeur est dure, irrégulière, bosselée. Le cul-de-sac droit est libre, le gauche est presque complètement effacé. Le col est légèrement porté vers la symphyse.

La malade se plaint d'uriner souvent et peu à la fois, sans douleur. — Pas de troubles de la défécation. — Un peu d'œdème péri-malléolaire. — Pas d'ascite. — Température normale. Rien aux poumons ni au cœur.

On porte le diagnostic : fibro-myômes utérins.

Le 22. La malade ne perd plus et ne souffre presque plus.
Elle était ainsi en grande amélioration.

Le 29. Pendant la nuit, la malade est reprise de douleurs abdominales sans fièvre, sans pertes.

Le 30. Vers 10 heures du matin, sans cause appréciable, frisson, claquements de dents, céphalée très intense, fièvre, vomissements bilieux. — Pertes blanches. Temp. soir, 40° 2.

Le 7. Température, matin, 40°2. Un érysypèle de la face, assez étendu, se déclare. Douleurs à la déglutition et amygdales un peu tuméfiées. Rien aux poumons ni au cœur. Temp. soir, 39° 4.

Le 8. Temp. matin, 40°. Même état local.

Le 9. Temp. 39°2, — 40°2. L'érysipèle a gagné à gauche tout le nez, les deux paupières, la joue et la lèvre supérieure et la moitié inférieure de la joue gauche. La malade perd toujours un peu de sang.

Le 12. Temp. 40° — 40°6. L'érysipèle après s'être étendu largement à la face, s'y atténue pour gagner le cou. Respiration anxieuse.

Le 13. Temp. 40° — 39°6. Grande amélioration à la face, mais la malade se plaint de douleurs au niveau du siège. Erysipèle péri-anal. Pas de diarrhée. En même temps, elle accuse un engourdissement extrêmement douloureux de la jambe gauche qui est le siège d'un œdème blanc, lisse et luisant. Il se développe une phlegmatia alba dolens.

Le 14. Temp. 39°6 — 40°2. La poussée d'érysipèle péri-anal reste stationnaire. La jambe est toujours œdématiée et très douloureuse.

Le 15. Temp. 39°2 — 40°. La cuisse et la jambe gaucnes sont toujours douloureuses et œdématiées. La malade tousse un peu. Quelques râles fins aux deux bases.

Le 16. Temp. 40° — 39°6. Érysipèle à la fesse et à la partie postérieure de la cuisse gauche. Oppression. — 42 respirations et 120 pulsations. Aux poumons, râles diffus, très fins et prédominants aux bases. Ni diarrhée, ni constipation.

Le 17. Temp. 39°2 — 40°2. L'état général est extrêmement grave. La malade ne répond plus aux questions. Respiration haletante, pouls misérable.

Le 18. Temp. 39° — 40°. L'état général s'est encore aggravé. Mort dans la soirée.

Autopsie. — (36 heures après la mort.) — *Foie.* — Volumineux.

Poumons. — Présentent une série de petites ecchymoses ponctiformes sous-pleurales, avec des foyers de broncho-pneumonie qui sont probablement d'origine embolique.

Cœur. — Mou et flasque, en dégénérescence feuille morte. Quelques caillots fibrineux dans le ventricule droit.

Rate. — Très diffluente.

Reins. — Assez gros, décolorés.

Utérus. — Gros comme le poing d'un adulte, est inégal et bosselé. Sur une coupe on constate la présence de cinq tumeurs fibreuses, volumineuses, à différents degrés d'évolution. Les plus grosses, situées vers le fond de l'organe et en arrière, ont leur consistance et leur coloration normales. Les autres, plus près de la cavité utérine, sont jaunâtres et ont subi un commencement de dégénérescence. Enfin la plus inférieure, contiguë à la cavité utérine, est complètement ramollie, se désagrège en une sorte de bouillie et pourrait être prise pour du cancer encéphaloïde, si l'on ne voyait la transition par laquelle a passé la tumeur en se désagrégeant. Le siège des métrorragies devait être à ce niveau. Il y a, en effet, sur la muqueuse utérine, en ce point, des érosions superficielles encore très vasculaires.

L'intérêt est surtout dans l'examen des annexes.

Annexes. — La trompe gauche et l'ovaire gauche sont en haut du petit bassin ; quant à l'ovaire et à la trompe du côté droit, ils se sont trouvés refoulés directement en arrière, en bas et à gauche, par suite du développement des parois utérines. La conséquence a été une inflammation chronique de la trompe qui est épaissie, dilatée, et dont la muqueuse est de couleur noir-ardoisé.

Tout près de l'insertion de la trompe sur l'utérus, on voit un corps fibreux ulcéré au voisinage du paquet vasculaire du ligament large.

Les veines à ce niveau sont thrombosées et renferment des détritus grisâtres et sanieux. C'est là le point de départ d'une thrombose qui occupe la veine iliaque primitive et ses branches externe et interne du côté gauche. C'est elle qui, du vivant de la malade, avait déterminé les symptômes de la *phlegmatia alba dolens*.

L'examen direct de ces veines montre un épaississement de leurs parois. Les caillots sont cruoriques en certains points de leur périphérie et fibrineux dans le reste de leur étendue. A leur centre ils sont tombés en dégénérescence puriforme et fournissent en ce point un liquide sanieux, jaunâtre, ayant tout l'aspect du pus.

EXAMEN HISTOLOGIQUE DE LA VEINE ILIAQUE. — La tunique externe

est épaissie et montre en certains points des accumulations de cel
lules embryonnaires.

La tunique interne épaissie également a perdu son endothélium,
dont on ne peut plus trouver trace, même à un fort grossissement.
Son épaississement est constitué par des fibrilles conjonctives disposées parallèlement les unes aux autres. Entre elles apparaissent en
certains points des cellules embryonnaires. Çà et là dans la portion
la plus interne de cette tunique se montrent des capillaires nouvellement formés, ainsi que de véritables fentes vasculaires pleines de
globules rouges qui semblent pénétrer dans l'intérieur même du caillot.

A certaines places on ne voit plus la limite qui sépare la tunique
interne, du *caillot*. Ce caillot est cruorique dans une partie de sa
périphérie et uniquement constitué en ce point par des globules
rouges tassés, et par quelques leucocytes, surtout au voisinage de
la tunique interne. Il est parcouru par des faisceaux de fibrine plus
ou moins épais qui s'entrecroisent et auxquels sont appendus quelques leucocytes. Le caillot dans le reste de son étendue est constitué par un feutrage de fibrine en désintégration granuleuse, de
leucocytes, dont quelques-uns sont en dégénérescence granuleuse.
La plupart sont normaux, et leur noyau est fortement coloré par le
carmin. Il en est qui sont libres, et montrent de la sorte qu'ils
devaient tôt ou tard entrer dans la constitution du liquide puriforme qui remplissait la veine.

EXAMEN MICROBIOLOGIQUE. — 1° *Examen de lamelles.* — Examiné
à un fort grossissement, après coloration au violet d'aniline, le liquide
de la veine, étalé sur lamelles, se montre formé de granulations de
diverses natures, de globules de pus et de microbes en chaînettes
extrêmement nombreux.

2° *Examen à un faible grossissement des coupes de la veine après
double coloration par la méthode de Weigert.* — La surface interne
du caillot apparaît violette. Une bande de même couleur se montre
également en certains points au niveau de la surface interne. Quelques taches violettes également se montrent dans la profondeur du
caillot, et tranchent avec la teinte rose donnée par le carmin au reste
de la préparation. Ces taches violettes représentent des micro-organismes, comme le témoignent les coupes examinées à l'objectif à
immersion.

A un fort grossissement en effet, le bord du caillot apparaît formé uniquement par des amas de chaînettes, qui pénètrent dans le caillot sous une certaine profondeur. Elles forment là, sur le bord du caillot, une couche extrêmement épaisse. Dans l'intérieur même de ce caillot on voit serpenter quelques chaînettes réunies. On en voit d'autres qui sont groupées en petits amas. Elles apparaissent encore nombreuses à la surface interne de la veine. On en trouve jusque dans la tunique moyenne et même entre les faisceaux conjonctifs de la tunique externe.

Voici donc une femme atteinte de fibro-myômes utérins avec métrorragies abondantes, prise tout d'un coup d'un érysipèle de la face. Au bout de sept jours, l'érysipèle apparaît aux fesses en même temps que les symptômes classiques de l'œdème blanc douloureux. La malade meurt après quelques jours d'hyperthermie. A l'autopsie, on constate des corps fibreux de l'utérus. L'un d'eux est ulcéré.

Les veines thrombosées à son voisinage sont le point de départ de la phlébite qui s'étend dans la veine iliaque. L'examen microbiologique permet d'y constater le streptococcus pyogenes à l'état de pureté.

Cette phlegmatia de nature infectieuse, à point de départ utérin, et déterminée par le streptococcus pyogenes constaté sur les coupes, peut être comparée de tous points aux phlegmatia d'origine puerpérale.

OBSERVATION XVII. — *Phlegmatia alba dolens.* — *Infection puerpérale.* — *Fièvre deux jours après l'accouchement.* — *Apparition de la douleur sept jours après les couches ; elle est accompagnée d'une recrudescence de la fièvre.* — *Un jour d'apyrexie avant la phlegmatia* (1).

La nommée R., 28 ans, accouche le 28 mars 1885, de deux jumeaux, à la Maternité de Lariboisière. La grossesse avait été bonne, sans accidents. La délivrance se fit naturellement après l'accouchement.

(1) Nous devons à l'obligeance de M. Pinard, que nous sommes heureux de remercier ici, d'avoir pu suivre dans son service la plupart des femmes atteintes de phlegmatia alba dolens dont nous rapportons les observations.

Le 27, la malade se trouve bien. Temp. normale 37°3-37°.

Le 28, temp. 37°-37°2.

Le 29, temp. 38°1-38°1.

Ainsi la fièvre commence à s'installer deux jours après l'accouchement, sans qu'aucune localisation soit encore appréciable.

Le 30, la température redescend à la normale.

Le 31, la fièvre s'installe à nouveau. Temp. 38°.

Le 2 avril, la temp. s'élève le soir à 39°1. En même temps douleur très vive dans la jambe du côté gauche.

La fièvre persiste, oscillant entre 38 et 39° et quelques dixièmes.

Le 9 avril, l'œdème est très manifeste à la jambe gauche.

Le 13 avril, la température retombe à la normale, en même temps disparaît la douleur qui n'a duré que dix jours.

La malade sort le 20 avril, guérie, ne gardant plus qu'un léger gonflement de la jambe gauche.

OBSERVATION XVIII. — *Phlegmatia alba dolens double. — Infection puerpérale préalable. — Fièvre et frisson deux jours après l'accouchement. — Apparition de la première phlegmatia dix jours, et de la seconde quatorze jours après les couches. — La fièvre a été continue depuis le premier jour de l'infection jusqu'à l'apparition de la première phlegmatia. — Infection chronique. — Fièvre pendant trois mois.*

Marguerite S., confectionneuse, 39 ans, entre à l'hôpital Lariboisière, salle Sainte-Anne, lit n° 16, le 29 novembre 1884. La grossesse s'est effectuée sans accidents ni complications.

Elle accouche, le 29 novembre.

Le 1er décembre, deux jours après l'accouchement, elle est prise d'un frisson ; la température monte à 39° et le pouls bat 140 pulsations à la minute.

Le 2. — 38° — 38°3.

Le 3. — 38°3 — 39°2, nouveau frisson le soir, 120 pulsations.

Le 4. — 38°4 — 40°, frisson le soir.

Le 5. — 38°4, — 41°, 116 pulsations.

Du 6 au 10 décembre, la température reste oscillante entre 38 et 39°.

Le 10, douze jours après l'accouchement et dix jours après le début de la fièvre, la malade est prise pour la première fois d'une douleur dans le mollet du côté droit.

Une phlegmatia alba dolens s'installe à ce niveau.

La fièvre persiste les jours suivants et la température reste entre 38 et 39°.

Le 14, le membre du côté opposé se prend et la malade est prise de douleur et d'œdème de la jambe gauche.

Jusqu'à la fin de février, la malade reste à l'hôpital avec de la fièvre et ses deux phlegmatia alba dolens. La température ne retombe à la normale que le 26 février 1885. La fièvre durait depuis trois mois.

OBSERVATION XIX. — *Phlegmatia alba dolens.* — *Infection puerpérale préalable.* = *Début de la fièvre le soir même de l'accouchement.* — *Début de la phlegmatia le treizième jour.* — *Elle est accompagnée d'un retour de la fièvre.* — *La phlegmatia avait été précédée de trois jours d'apyrexie* (1).

La femme B., 22 ans, cuisinière, entre, le 25 mai 1885, salle Sainte-Anne, à l'hôpital Lariboisière.

Sa grossesse est arrivée sans encombre au terme de six mois.

Le 25 mai apparaissent les premières douleurs. Elles sont accompagnées d'hémorragies. D'ailleurs, depuis le 2 mai, cette femme, sans cause apparente, avait été prise d'hémorragies à plusieurs reprises.

L'hémorragie continuant, on rompt artificiellement les membranes, et immédiatement l'écoulement sanguin cesse pour ne plus se reproduire.

Le 26 au matin, température 37°. Pouls normal. L'état général est bon ; l'utérus remonte à trois travers de doigt au-dessus du pubis. On exerce sur le cordon quelques tractions qui restent inefficaces. Comme il n'y a pas de phénomènes de septicémie, ni d'hémorragie, on décide qu'il n'y a pas lieu de faire la délivrance artificielle, et on prescrit des irrigations antiseptiques d'une demi-heure de durée toutes les heures. A midi, la température atteint 39°; le soir, à cinq heures, 40°. Pas de frisson.

(1) PINARD et VARNIER. — *De l'irrigation continue*, p. 31, Paris, 1886.

W   11-A

Le 27. T. 40° — 38°5. — En présence de l'état général, de la putréfaction des parties décollées du placenta, des phénomènes de résorption constatés hier, et de l'insuffisance des injections intra-utérines intermittentes, on se décide à pratiquer la délivrance artificielle.

Après l'extraction du placenta, la cavité utérine est bien lavée avec la solution antiseptique; irrigation continue. T. 37°4, 37°2.

4 heures. T. 37°4 — 35°2.

Le 28. T. 38°4 — 41. Grand frisson le soir. Pouls, 110.

Le 29. T. 36°4 — 38°3.

A partir du 30, on cesse les irrigations ; la malade est convalescente ; le ventre plat, n'est nullement douloureux.

6 juin. On permet à B... de se lever.

Le 7. La température monte un peu, le 8 également. On constate 38°2 le soir. La malade accuse, au niveau du mollet gauche, des douleurs qu'augmente la pression. Le membre inférieur gauche a sensiblement augmenté de volume et le cou-de-pied est œdématié. La température locale est également plus élevée que celle du côté opposé. En deux ou trois jours, tous ces phénomènes disparaissent. — Sort guérie le 19 juin. — Revue le 5 juillet en parfait état ; vient réclamer un bas élastique pour un œdème léger du cou-de-pied gauche. Pas d'albumine.

Chez cette femme l'infection puerpérale avait donc éclaté le soir même de l'accouchement et précédé la phlegmatia alba dolens. Les symptômes de l'infection s'étaient amendés dès le quatrième jour, grâce à l'irrigation continue.

Une période d'apyrexie de neuf jours précéda alors la phlegmatia, qui apparut au treizième jour, accompagnée de fièvre. La malade s'était levée la veille.

OBSERVATION XX (1). — *Phlegmatia alba dolens double.* — *Infection puerpérale préalable.* — *Premier mouvement fébrile quatre jours, et second mouvement fébrile dix jours après l'accouchement.* — *Apparition de la première phlegmatia dix-sept jours, et de la*

(1) Les détails de cette observation se trouvent dans la thèse de Delporte.

seconde vingt-huit jours après les couches. — Deux jours d'apyrexie immédiatement avant la première phlegmatia.

M. Marie, 24 ans, entrée le 21 mai 1886, lit 21, salle Sainte-Anne, Lariboisière.

Dès le troisième mois de sa grossesse, elle a eu, dit-elle, les chevilles enflées, des varices se sont développées et l'œdème a augmenté jusqu'à l'accouchement. Pendant le neuvième mois, troubles de la vision, douleurs épigastriques, mais pas d'albumine.

Le 22 mai. Accouchement (forceps).

Le 26 mai, quatre jours après l'accouchement, la température monte à 38°.

Le 1er juin, dix jours après l'accouchement, la température monte à 38° le soir.

Le 2 juin, elle s'élève à 38°4.

Le 8 juin, dix-sept jours après l'accouchement, la jambe droite présente de l'œdème dur, blanc, douloureux, jusqu'au genou, avec tous les symptômes de la phlegmatia.

Température 37°2. — 38°2.

Le 9. — Temp. 38°2. — 37°5.

Le 10. — Temp. 38°6. — 39°2.

Le 11. — Temp. 39°. — 39°.

Le 12. — Temp. 38°8.

Pendant ce temps les symptômes de phlegmatia et l'œdème augmentent de telle façon que le membre droit atteint un volume double de celui du membre sain.

Le 19. Depuis trois jours la malade éprouvait des douleurs sourdes dans le mollet gauche, qu'elle n'avait pas signalées, quand aujourd'hui on constata, pendant la visite, de l'œdème dur s'étendant des chevilles jusqu'au genou.

Le 22. Œdème stationnaire à gauche. Il diminue à la cuisse droite depuis deux jours environ.

Le 25. L'œdème diminue nettement des deux côtés. La température est tombée à 37°.

Le 29. Œdème de la cuisse disparu et le membre est revenu à son volume normal. Mais on peut encore produire un léger godet sur la face interne de la jambe. Il en est de même à la jambe gauche,

Le 30. Elévation de la température, correspondant à l'éclosion d'une péricardite.

Après l'évolution de sa péricardite, cette malade est sortie guérie.

OBSERVATION XXI. — *Phlegmatia alba dolens. — Infection puerpérale préalable débutant deux jours après l'accouchement. — Début de la phlegmatia dix-huit jours après l'accouchement. — Elle est précédée d'un jour d'apyrexie. — Infection chronique durant en tout cinquante jours.*

La nommée Marie-Stella T... entre à la Maternité de Lariboisière, le 8 novembre 1887, au n° 4 du pavillon d'isolement. La grossesse s'est effectuée sans accidents. Elle est en travail chez une sage-femme, depuis le 6 novembre.

L'enfant est mort. — Basiotripsie.

Le 9, la température était normale.

Le 10, la fièvre s'installe, température 38° — 38°4.

La fièvre persiste avec une température oscillant entre 38° et 39°, jusqu'au 25, c'est-à-dire pendant quinze jours.

Le 25, température normale 37° — 37°7. La malade se lève.

Le 26, la température monte le soir à 39°6 et la malade est prise d'une phlegmatia de la jambe gauche. La phlegmatia a apparu dix-huit jours après l'accouchement et dix-sept jours après le début de la fièvre.

Les jours suivants, la température monte entre 39° et 40° et la fièvre persiste jusqu'au 30 janvier. Elle avait duré cinquante jours.

OBSERVATION XXII. — *Phlegmatia alba dolens — Fièvre légère deux jours après l'accouchement — Apparition de la phlegmatia le dix-neuvième jour — Elle est accompagnée de symptômes d'infection — Elle avait été précédée d'une longue période apyrétique.*

La femme P., cuisinière, 35 ans, entrée le 28 août 1886, salle Sainte-Anne, à Lariboisière.

Œdème des membres inférieurs pendant les deux derniers mois de sa grossesse, a quelques varices.

Le 26, hémorragie grave. Elle se rend chez une sage-femme qui fait appeler un médecin, lequel envoie la femme à l'hôpital.

Le 29 au matin, elle accouche spontanément d'un enfant mort. Temp. 37°8.

31 août. Temp. matin : 37°6, le soir la température s'élève et monte à 38°.

4 septembre. La femme va mieux. Temp. 37°2 — 37°6.

14 septembre. La femme est en pleine convalescence; en se soulevant elle éprouve une douleur vive du côté de la fosse iliaque gauche et de la face antérieure de la cuisse.

16 septembre. Les signes de la phlegmatia se confirment. Douleurs vives dans tout le membre inférieur gauche, œdème de la cuisse et de la jambe. Temp. 36°8 — 37°4.

Compresses trempées dans une solution saturée de chlorhydrate d'ammoniaque, maintenues en permanence sur le membre, gouttière.

18 septembre. La femme souffre beaucoup.

Épanchement assez considérable dans le genou gauche. Temp. 38°4 — 38°5.

25 septembre. Œdème persiste, on retire la gouttière et on fait compression ouatée. Bon état général.

6 octobre. Nouvelle poussée de phlegmatia qui dure jusqu'au 10. Petite escarre à la face plantaire et externe du pied.

22 octobre. Se lève pour la première fois; sort le 29 en conservant un œdème assez marqué du membre inférieur gauche. On lui donne un bas élastique.

En résumé, cette femme accouchée sans accident fait une phlegmatia alba dolens au dix-neuvième jour.

La température, prise avec soin depuis le jour de l'accouchement, nous montre que deux jours après les couches elle a été prise d'un léger mouvement fébrile. Tout s'était calmé et la température a réascensionné en même temps que la phlegmatia apparaissait, après seize jours d'apyrexie.

OBSERVATION XXIII. — *Phlegmatia alba dolens double.* — *Infection puerpérale préalable apparue le lendemain de l'accouchement.* — *Première phlegmatia au vingtième jour.* — *Seconde phlegmatia au quarantième jour.* — *Plusieurs jours d'apyrexie entre les premiers phénomènes d'infection et l'apparition de la première phlegmatia.*

Marie Bl., journalière, 16 ans, entre à l'hôpital Lariboisière, salle Sainte-Anne, n° 15, le 26 juin 1888.

La grossesse a été bonne. Elle accouche le 26 juin au soir sans complication.

Le lendemain 27 elle commence déjà à être prise de fièvre et la température s'élève le soir à 38° 4.

La température des jours suivants reste oscillante entre 38° et 39°.

Le 13 juillet, après une quinzaine de jours de fièvre, la température était redescendue à la normale, tout semblait fini lorsque la fièvre recommença le 25 juillet au soir.

Le 16, soit vingt jours après l'accouchement, une phlegmatia alba dolens apparaît à la jambe droite.

La fièvre persiste et s'élève même le 21 juillet à 39° 8.

La température se maintient aux environs de 38°.

Le 5 août, quarante jours après l'accouchement, apparaît une phlegmatia alba dolens du côté gauche. La température dépasse 39° et se maintient à ce degré pendant quelques jours.

OBSERVATION XXIV. — *Phlegmatia alba dolens. — Infection puerpérale ayant débuté au lendemain de l'accouchement. — Apparition de la première phlegmatia trente et un jours, et de la seconde quarante et un jours après les couches. — La première phlegmatia avait été précédée de vingt-quatre jours d'apyrexie.*

Femme B..., journalière, 31 ans, entre le 12 décembre 1886, dans le service de la Maternité, à l'hôpital Lariboisière. Bien portante, bien réglée, enceinte pour la quatrième fois.

Dernières règles le 1er mars. Grossesse bonne. Varices aux membres inférieurs. Œdème pendant les derniers mois.

Hémorragie peu inquiétante au commencement de novembre. Nouvelle hémorragie, grave cette fois, le 11 décembre.

Elle se rend à Bichat, chez une sage-femme de l'hôpital, qui demande M. Doléris. Il pratique le tamponnement et envoie la femme à Lariboisière.

Femme très pâle, très anémiée par les pertes de sang. On pratique la version par manœuvres internes.

Enfant mort, délivrance naturelle.

Le 13. Le lendemain, température 38°5, frisson. On met la malade à l'irrigation continue, qu'elle garde cinq jours.

Le 15. Température matin 38°4. On cesse l'irrigation. Soir, température 39°4. Irrigation trois fois par jour.

Le 16. Temp. 38°6 — 40°. État général assez bon.

Le 17. Dans la nuit, frisson. Temp. 40°.

Le 18. L'état général est assez bon jusqu'au 11 janvier.

12 janvier. Le 12 janvier, la femme est prise de douleurs et d'œdème dans la jambe du côté droit, trente et un jours après son accouchement et trente jours après le premier accès de fièvre.

Le 14. La femme souffre beaucoup. Temp. 38°6 — 39°2.

Le 17. Temp. 39°2 — 40°.

Le 22. Début de la phlegmatia du côté gauche ; la femme souffre encore plus que de la jambe droite, il persiste encore un peu d'œdème de ce côté.

Le 31. La température retombe à la normale et s'y maintient.

Observation XXV. — *Érysipèle suppuré de la face. — Streptocoques à l'état de pureté dans le foyer de suppuration et dans la plaque érysipélateuse.*

B... François, 39 ans, maçon, entre le 11 juillet 1888, à l'hôpital Necker, salle Vernois, lit n° 4, service de M. le professeur Dieulafoy.

Cet homme souffrait de céphalalgie et de maux de reins, depuis une semaine environ, lorsque le 6 juillet il s'aperçut que sa figure était devenue rouge et très tuméfiée. La céphalalgie devint en même temps très violente. Il fut pris aussi de vomissements et de fièvre.

Le 11 juillet, jour de l'entrée, toute la face est rouge et tuméfiée surtout à gauche. Les paupières inférieures sont très œdématiées. Érysipèle type avec bourrelet à la limite. Au-dessus de l'oreille gauche, qui a été le point de départ de l'érysipèle, se voit une petite ulcération.

Le malade dit qu'elle a été occasionnée par la chute d'une planche, quelques jours avant l'éclosion de son érysipèle. Température 38° — 38°6.

Le 12 et le 13. Même état. La température oscille entre 38 et 39°.

Le 14. Une légère desquamation apparaît au niveau de l'oreille du côté gauche ; la paupière inférieure de ce côté est très tuméfiée. Le malade dit éprouver de vives douleurs à son niveau.

Le 15. Suppuration s'établit au niveau de la paupière du côté gauche, elle descend jusqu'à la pommette. Le pus est jaune et bien lié. On en recueille dans des pipettes stérilisées. On puise par le même procédé du sang autour du foyer de suppuration. Ces liquides sont recueillis pour servir à des cultures et à des inoculations. Temp. 39° — 39°2.

Le 18. La température a baissé. Le malade va beaucoup mieux. Au niveau de la plaie on trouve encore un peu de pus avec lequel on fait des cultures.

Les jours suivants l'amélioration continuait. La plaque érysipélateuse avait disparu, on croyait la guérison proche.

Le 24. La température s'élève de nouveau à 38°6.

Une nouvelle poussée d'érysipèle survient à la tempe du côté gauche. Elle est beaucoup moins confluente que la première. La rougeur s'éteint rapidement, la plaque s'affaisse. Au bout de quatre jours, cette nouvelle poussée d'érysipèle avait complètement disparu, et la température était revenue définitivement à la normale.

Le 5 août. Le malade sort guéri de l'hôpital, gardant une petite cicatrice au niveau de son foyer de suppuration.

EXAMEN MICROBIOLOGIQUE. — Les lamelles faites avec du pus recueilli le 15 juillet, au niveau du foyer de suppuration, ne montrèrent que des microbes en chaînettes et aucun autre micro-organisme.

Le pus ensemencé le même jour sur bouillon et agar donna des cultures pures de streptocoques. Le sang, puisé en pleine plaque érysipélateuse, donna des cultures de microbes en chaînettes absolument identiques aux précédents, tant par leurs caractères morphologiques et biologiques, que par le résultat de leurs inoculations aux animaux.

Le 18 juillet, avec du pus trouvé au moment du pansement, on fit encore des cultures, mais celles-ci, outre le streptocoque, continrent un grand nombre de colonies de microbes différents.

EXPÉRIENCES. — *Expérience* A. — Le 18 juillet on inocule, dans le tissu cellulaire de l'oreille, un lapin avec un bouillon de culture vieux de trois jours, qui avait été ensemencé avec du sang pris au niveau de la plaque érysipélateuse. Le lendemain l'oreille était rouge, tuméfiée et tombante.

Le surlendemain 19 juillet. Erysipèle type.

Le 21, on incise la plaque érysipélateuse et on la trouve criblée de petits abcès miliaires contenant un pus bien lié. Streptocoques à l'état de pureté.

L'animal mourut au bout de quinze jours.

Expérience B. — Le 18 juillet, on inocule dans le tissu cellulaire de l'oreille un lapin avec un bouillon de culture ensemencé trois jours auparavant avec du pus de notre malade.

L'érysipèle évolue les jours suivants. Une incision faite au niveau de la plaque, quatre jours après l'inoculation, ne montre que de l'œdème et pas de suppuration. Streptocoques à l'état de pureté.

En résumé, dans l'érysipèle suppuré de cet homme, on trouva des streptocoques à l'état de pureté au niveau de la plaque érysipélateuse et au niveau du foyer de suppuration. Voici un cas où le même organisme streptocoque avait produit chez l'homme l'érysipèle et la suppuration.

Les inoculations faites dans l'oreille de lapins, donnèrent également de l'érysipèle pur dans un cas, de l'érysipèle et de la suppuration dans un autre.

Trois jours après l'ouverture de l'abcès, chez notre malade on constata, dans le pus qui restait, diverses variétés de microbes venus sans doute de l'air extérieur.

Si l'on n'avait pas pratiqué d'examen préalable, on aurait pu accuser ces microbes différents du streptocoque d'avoir produit le pus.

Observation XXVI. — *Erysipèle suppuré chez un diabétique.* — *Streptocoques à l'état de pureté dans le pus.* — *Cinq personnes gravement contagionnées.* — *Mort de deux d'entre elles.* — *Suppuration dans le cuir chevelu chez l'une d'elles.* — *Streptocoques également à l'état de pureté dans le pus.*

M. Louis, âgé de 40 ans, chauffeur, entre le 9 mars 1888, salle Delpech, lit n° 14, à l'hôpital Broussais. Alcoolique avéré depuis quelques années, pituites, vomissements, tremblements des mains. Il y a un an, il eut sous le menton un énorme furoncle, accompagné d'un gonflement étendu à tout le visage. Il fut soigné à la Pitié par M. Verneuil ; sortit guéri après cinq jours d'hôpital et après un mois environ de maladie. Il dit que pendant son séjour à l'hôpital on lui pratiqua des piqûres, au niveau de sa tumeur qui ne suppura pas. A-t-il eu à cette époque un érysipèle ou un phlegmon autour de son furoncle, c'est ce que l'on n'a pu éclaicir. Pendant cette maladie il mangeait beaucoup et buvait de même, mais ni lui ni sa femme ne peuvent dire si, à cette époque, le diabète avait été reconnu par les médecins. Depuis cette époque, changement de caractère, fatigue. Alité depuis quinze jours.

A l'entrée, le 8 mars 1888, cet homme présente les symptômes classiques du diabète sucré, polyurie, polydypsie, polyphagie, hypertrophie du foie.

La quantité des urines rendues est de 3 l.25, celle du sucre, 5 gr. 68 par litre, soit 18 gr. 48 par jour.

Sur la jambe droite existe une ulcération recouverte de croûtes, entourée d'une plaque dure, périphérique. La peau est à ce niveau tendue, luisante et rouge. Œdème des membres inférieurs. Excoriations à leur niveau. Auprès de la rotule gauche, large ecchymose ayant l'étendue d'une pièce de cinq francs.

Le 15 mars apparaît un érysipèle occupant toute la partie antéro-interne du membre inférieur droit. Il a été précédé d'une rougeur et d'une traînée de lymphangite, étendue de la jambe au pli de l'aine. Temp. 40°1.

Le 17 mars la rougeur s'atténue un peu.

Le 19 mars, la desquamation de l'épiderme commence près du triangle de scarpa. La rougeur de la peau tend à disparaître ; mais à la partie supérieure et externe de la jambe s'est formée une petite collection purulente.

Le 20 mars, la suppuration gagne d'étendue.

Le 21 mars la température est de 40°3, l'état général est mauvais ; le malade a uriné 10 litres 1/2 dans 24 heures. Le foyer de pus ayant encore gagné de volume, on incise l'abcès au bistouri. Le pus est soumis à l'examen bactériologique qui sera décrit plus loin.

22 et 23 mars. Malgré l'incision, persistance du mauvais état général. Toujours beaucoup de sucre dans les urines. Crachats hémoptoïques, submatité et respiration soufflante au sommet gauche, quelques râles sous-crépitants vers la base du poumon du même côté.

24 mars. L'œdème s'est accru au membre inférieur du côté droit. Une nouvelle collection purulente se forme à la partie supérieure du genou.

25 mars. Dyspnée persiste. Signes sthétoscopiques ont augmenté d'intensité. Les crachats sont toujours hémoptoïques. L'œdème du membre inférieur droit est devenu énorme ; la jambe est dure, la peau luisante, tendue, violacée. La cuisse est rouge, œdémateuse. La collection qui siège au-dessous du genou s'est ouverte (le malade s'était refusé à toute intervention). On agrandit l'ouverture ; il sort un pus abondant et bien lié. Clapiers multiples. Drainage et lavage à l'acide phénique. Température vespérale 38°.

26 mars. Température 37°5, 37°7. Mêmes symptômes pulmonaires. L'œdème est toujours très marqué au membre inférieur du côté droit. On pratique trois incisions profondes dans la cuisse avec le thermocautère.

Les jours suivants, l'état général empire. Le souffle et le gargouillement augmentent au sommet gauche, la langue devient rouge et vernissée.

Le 31 mars. L'œdème rouge réapparaît au membre inférieur droit.

Le 1er avril. Les plaies n'ont pas mauvaise apparence, il ne s'est pas formé de nouvelles collections purulentes, mais l'œdème augmente toujours. Il gagne la verge et les bourses ainsi que le membre inférieur du côté gauche. Pas de fièvre.

4 avril. Le malade quitte l'hôpital sur la demande de sa famille.

13 avril. On apprend sa mort.

EXAMEN MICROBIOLOGIQUE. — Le 21 mars, dans le pus qui s'était formé sous la plaque érysipélateuse, on constate seulement la présence de chaînettes dont quelques-unes sont très longues. Elles sont formées de grains accouplés deux à deux.

Des ensemencements de ce pus faits sur bouillon simple et sur gélose ont donné des cultures pures de streptocoques, présentant tous les caractères morphologiques et biologiques du streptocoque pyogène. Il n'existe pas une seule colonie étrangère d'aureus ou d'albus.

Ce cas d'érysipèle suppuré a présenté un grand intérêt, non seulement au point de vue de l'examen microbiologique, mais encore au point de vue épidémiologique, pendant le cours de son évolution. Il a occasionné autour de lui plusieurs cas de contagion énoncés dans le titre de cette observation, et dont l'histoire a été rapportée dans la première partie de ce travail.

EXPÉRIENCES

(Appendice au chapitre VI)

Le 16 juin, nous inoculons dans le tissu cellulaire de trois lapins
1 cent. cube d'une culture d'érysipèle, ensemencée depuis cinq jours
avec du sang qui était conservé en tube clos, depuis le 23 novembre 1887, au laboratoire de M. Pasteur. Ce sang avait été pris dans
le cœur d'un lapin mort après inoculation d'une culture d'érysipèle.

Expérience A. — Un premier lapin fait une plaque érysipélateuse
qui commence autour du point inoculé le 18 juin. Elle évolue suivant le type classique, et le 22 juin, des incisions multipliées sur
l'oreille malade ne décèlent pas la moindre gouttelette de pus;
l'animal guérit.

Expérience B. — Chez le second lapin, l'érysipèle commence le
18 juin comme le précédent. L'érysipèle semblait cliniquement pur,
mais l'animal meurt le 20 juin, et l'on trouve la plaque érysipélateuse farcie de petits abcès miliaires, remplis de pus bien lié et contenant des streptocoques, comme l'œdème qui infiltrait les parties
environnantes.

Expérience C. — Chez le troisième lapin, l'érysipèle apparaît
également le surlendemain de l'inoculation. On ne soupçonnait
pas la purulence, mais une incision pratiquée le 22 juin décela de

petits abcès miliaires dans la profondeur du derme ; le pus contenait des streptocoques aussi bien que la plaque œdémateuse. L'animal guérit.

2ᵉ SÉRIE

Expérience A. — Le 12 juillet, on inocule un lapin dans le sang veineux de l'oreille avec 5 c.c. d'un bouillon en culture depuis deux jours, et provenant, après ensemencements successifs, du pus d'un empyème ponctionné cinq semaines auparavant (Observation VIII). Dès le lendemain de l'inoculation, l'animal a de la diarrhée, ne mange plus ; prostration. Température 41°5 le surlendemain. Mort le quatrième jour.

A l'autopsie, pas de lésion apparente, si ce n'est une splénisation très marquée des deux poumons. Streptocoques dans tous les organes. On garde des cultures pures de streptocoques faites dans le bouillon avec le sang du cœur. Elles ont servi à pratiquer les trois inoculations qui suivent.

Expérience B.—Un lapin est inoculé le 18 juillet, dans la veine de l'oreille, avec 1/2 c. c. de culture faite avec le sang du cœur du lapin précédent.

Mort le lendemain 19 juillet ; il n'y avait pas vingt-quatre heures que l'inoculation avait été pratiquée. Splénisation des poumons, streptocoques dans les organes.

Expérience C. — Un lapin est inoculé, le 18 juillet, dans le tissu cellulaire avec 1/2 c.c. de la même culture.

Le 20 juillet, l'oreille devient tombante, rouge, chaude, tuméfiée. Le 21 plaque d'érysipèle typique. On prend du sang par piqûre faite au niveau de la plaque, et on ensemence ce sang dans des tubes de bouillon. Le 22, même aspect de la plaque-diarrhée, prostration. Meurt le 23. A l'autopsie, pas de suppuration.

Expérience D. — Un lapin est inoculé le 18 juillet, dans le tissu cellulaire de l'oreille, encore avec 1/2 c. c. de la même culture. Plaque d'érysipèle au bout de trente-six heures ; elle évolue comme celle du précédent animal. Le 21, on ensemence du sang pris par piqûre au niveau de la plaque.

Le 24, la plaque commence à s'affaisser.

Le 25, l'animal meurt, pas de suppuration à l'autopsie.

Expérience E. — Un lapin est inoculé le 24 juillet dans le tissu cellulaire de l'oreille, à la dose de 1/3 c.c. avec une culture faite le 21 juillet, par ensemencement du sang puisé chez le lapin de l'expérience C. Le 26 juillet, plaque érysipélateuse typique, le 28, diarrhée, prostration. Meurt le 30.

Expérience F. — Un lapin inoculé le 24 juillet, dans le tissu cellulaire de l'oreille, à la dose de 1/2 c. c., avec une culture faite le 21 juillet, par ensemencement du sang puisé chez le lapin de l'expérience D. Plaque d'érysipèle typique le 26 juillet, mort le 30 juillet. La plaque érysipélateuse était encore en pleine évolution.

Expérience G. — Un lapin inoculé le 24 juillet, dans le tissu cellulaire de l'oreille, avec même culture que le précédent et à la même dose. Érysipèle typique se développe les jours qui suivent. L'animal meurt le 31 juillet, à l'autopsie on trouve un foyer purulent. C'était un petit abcès gros comme une amande, contenant du pus blanc, crémeux et riche en streptocoques.

3e Série

Expérience A. — Le 29 juillet, un lapin est inoculé dans la veine de l'oreille avec 4 c. c. d'une culture pure de streptococcus pyogenes, vieille de trois jours et provenant, après ensemencements successifs, du pus d'une péricardite purulente. (Cette culture nous avait été fournie par M. Straus.)

Le 30 juillet, prostration, pas d'appétit. Le 31 juillet, diarrhée. Meurt le 1er août. A l'autopsie, poumons splénisés et petit abcès dans le foie. Streptocoques dans les organes. On en recueille des cultures pures dans des bouillons en ensemençant du sang du cœur.

Expérience B. — Un lapin est inoculé le 4 août, dans le tissu cellulaire de l'oreille, avec 1/2 c. c. de la culture prise dans le sang du cœur de l'animal de l'expérience précédente. Il ne se développe ni érysipèle, ni suppuration.

Expérience C. — Un lapin est inoculé, le 4 août, dans le tissu cellulaire de l'oreille, avec la même culture, à la même dose que l'animal précédent. Le 6 août, la plaque érysipélateuse est constituée. Elle continue à évoluer les jours suivants. Pas de diarrhée. Mort le 10 août. Pas la moindre trace de suppuration à l'autopsie.

TABLE DES MATIÈRES

PLANCHES

LÉGENDE DE LA PLANCHE I

Figure 1. — Coupe intéressant le muscle utérin et la surface de la muqueuse, vue à un faible grossissement. Toutes les parties teintées en violet représentent des amas de streptocoques (1).

    1. Muqueuse utérine.

    2. Veine remplie d'amas de streptocoques

    3. Lymphatique dont la surface interne est tapissée par une couche de streptocoques.

Figure 2. — Muqueuse utérine infiltrée de chaînettes et de bâtonnets. Fort grossissement, objectif à immersion. (Obs. III.) Dans ce cas, les chaînettes avaient pénétré seules dans les vaisseaux intra-utérins.

    1. Muqueuse utérine.

    2. Muscle utérin.

(1) Nous sommes heureux de remercier notre cher collègue et ami du Pasquier, qui a bien voulu dessiner, d'après nos préparations, les planches de ce mémoire.

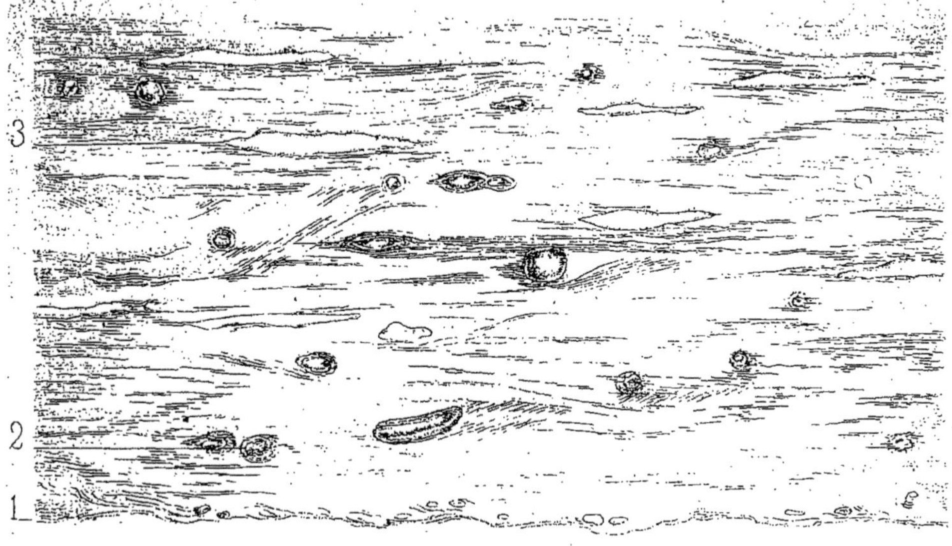

Fig. 2

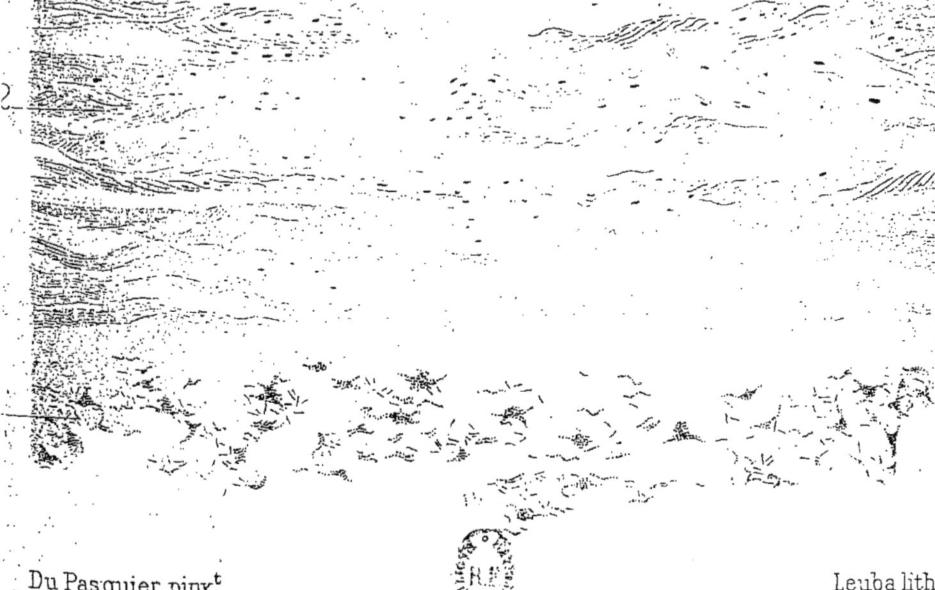

Du Pasquier pinx.t   Leuba lith.

G. Steinheil Editeur

Imp. Lemercier & Cie, Paris.

LÉGENDE DE LA PLANCHE II

Figure 1. — Veines intra-utérines dont les parois sont tapissées de streptocoques. (Détritus granuleux dans la lumière de ces vaisseaux.) Objectif à immersion. (Obs. I.)

Figure 2. — Vaisseau lymphatique intra-utérin rempli de streptocoques. Objectif à immersion. (Obs. I.)

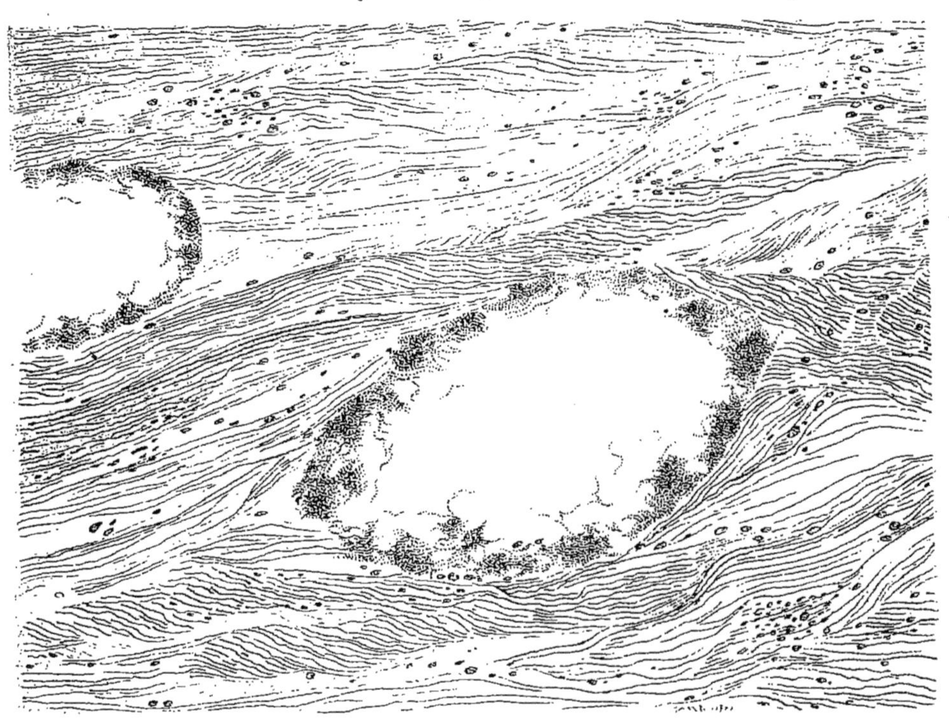

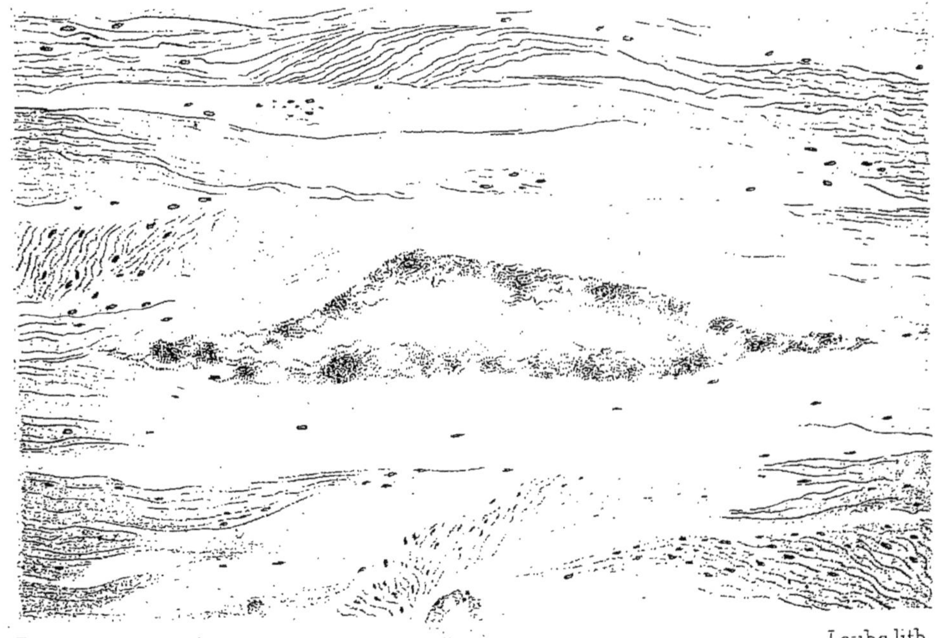

G. Steinheil Editeur

Imp. Lemercier & Cie, Paris

LÉGENDE DE LA PLANCHE III

Figure 1. — Caillot produit dans une veine sus-hépatique par dépôt de streptocoques sur sa surface interne. (Les chainettes pénètrent le caillot après sa formation.)

1. Veine sus-hépatique.
2. Cellules hépatiques.

Figure 2. — Veinule sus-hépatique remplie de streptocoques commençant à diffuser dans les capillaires du voisinage.

1. Veine remplie de streptocoques. (Le caillot commence à entrer en désintégration.)
2. Capillaire infiltré de streptocoques (diapédèse commençante).

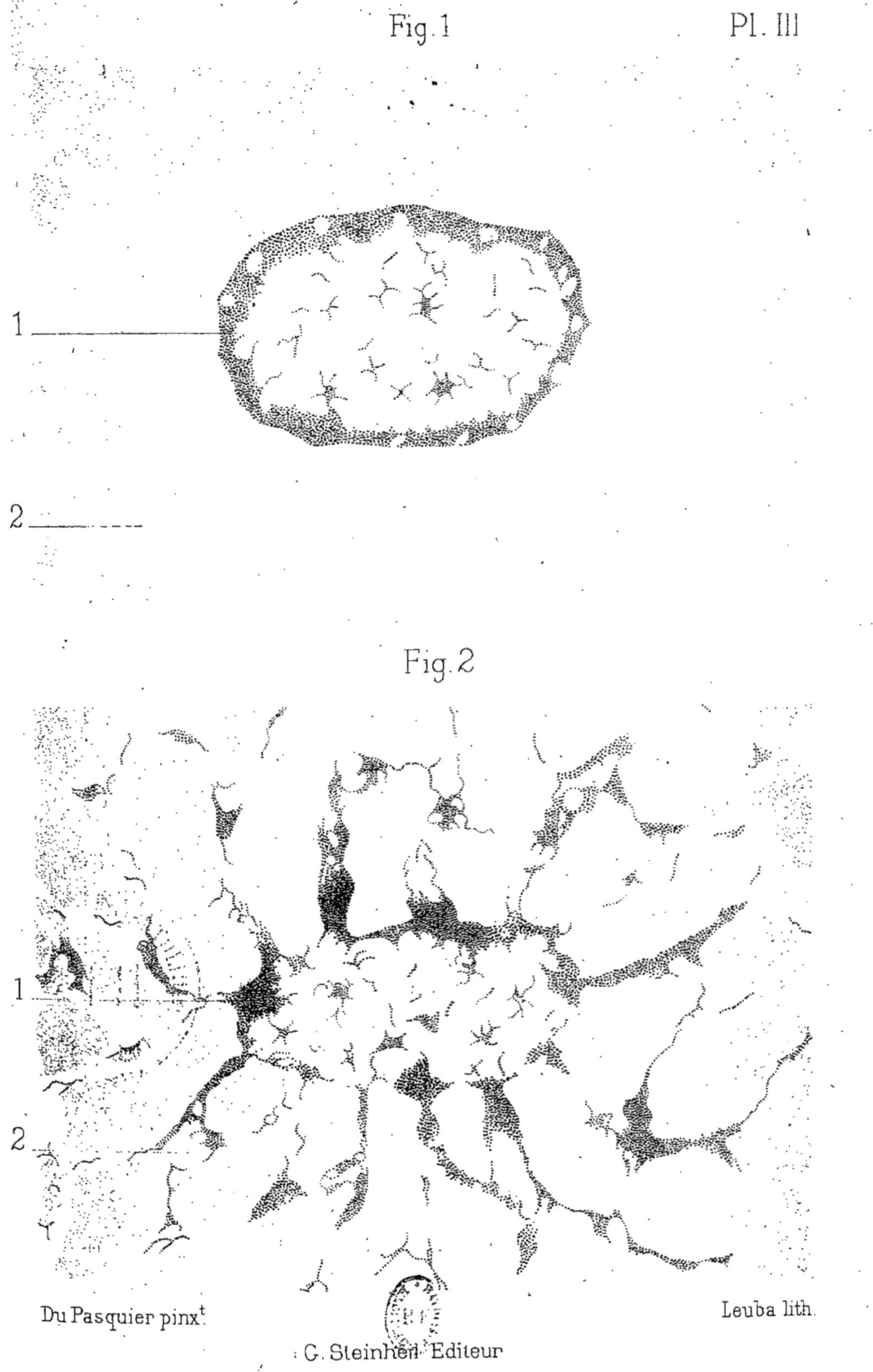

Fig.1
Pl. III
1
2
Fig.2
1
2
Du Pasquier pinx.t
Leuba lith.
C. Steinheil Editeur
Imp. Lemercier & Cie Paris.

LÉGENDE DE LA PLANCHE IV

PHLEGMATIA ALBA DOLENS

Figure 1. — Vue d'ensemble à un faible grossissement de toute l'épaisseur de la veine.

    1. Caillot fibrineux.

    2. Tunique interne.

    3. Tunique moyenne.

    4. Amas de streptocoques (en violet).

Figure 2. — Bord libre du caillot fibrineux de la veine iliaque apparaissant rempli de streptocoques. — Fort grossissement. Objectif à immersion.

Figure 3. — Union de la tunique moyenne et de la tunique externe de la même veine. (On voit les streptocoques infiltrer les parois.) Obs. XVI.

    1. Faisceau musculaire de la tunique moyenne.

    2. Faisceaux conjonctifs de la tunique externe.

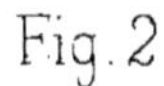

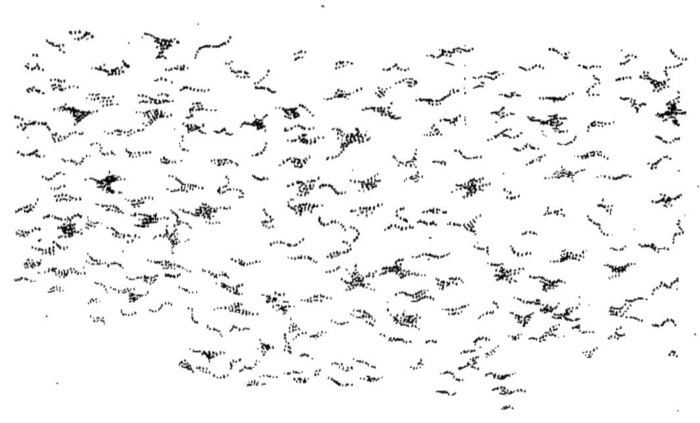

Fig. 2

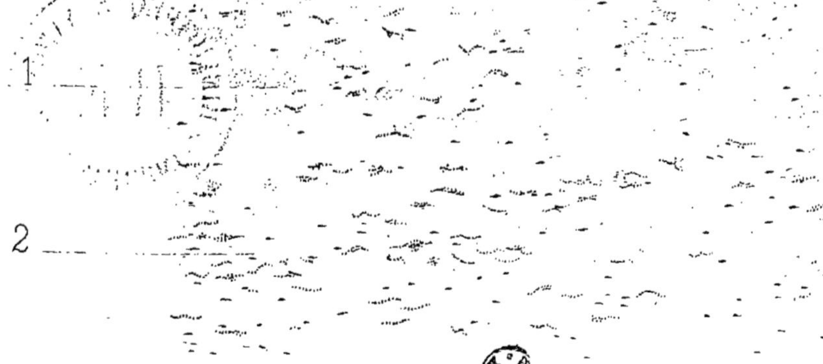

Fig. 3

Du Pasquier pinx^t   Leuba lith.

G. Steinheil Éditeur

Imp. Lemercier & Cie Paris

9 782329 170244